冷凍保存で
かんたん嚥下食

―― 病院の栄養士が考えた おいしい嚥下食レシピ ――

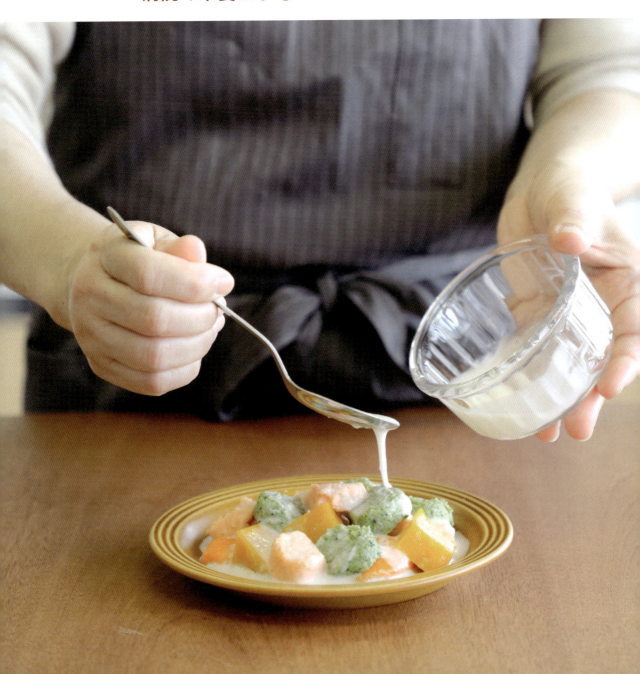

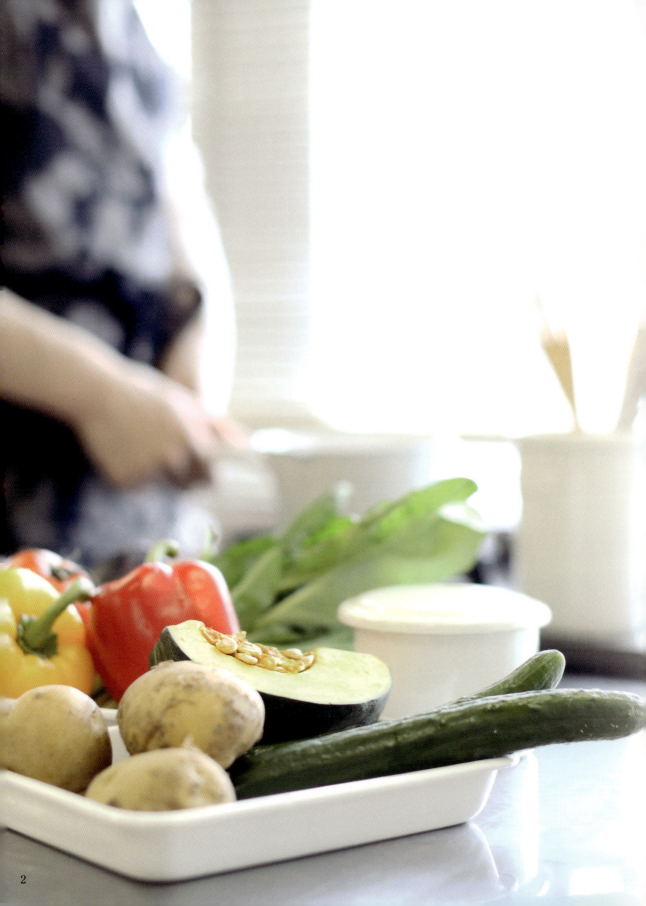

歳をとって食べものや飲みものが飲み込みづらくなっても，
みんなでいっしょに，みんなと同じものを食べてもらいたい——

そうした思いで，『いっしょに食べよ！』と『きょうもいっしょに食べよ！』という，
嚥下食のレシピ本シリーズを作ってきました。

たくさんの反響をいただき，多く聞かれたのが，
「毎日，嚥下食を一から作るのは大変」「もっと簡単に作れたら」という声でした。

そこでこの本では，さまざまな素材を飲み込みやすい形に調理して冷凍保存し，
それを使って食事を作るレシピを紹介します。
冷凍保存した素材にひと手間加えるだけで嚥下食ができるので，
毎日の食事の支度がぐっとラクになります。

嚥下障害のある人で，一食分の食事をすべて食べられる人は，
実はあまり多くありません。
嚥下訓練の途中であったり，必要なカロリーの大部分を
口から食べる以外の方法で補っていたりすることが多いからです。
だからこそ，高齢の方にとって，献立の中に楽しみの一品があることは，
とても大切なことなのです。

毎日，簡単に手軽に作って，いっしょに食べよ！

あかいわチームクッキング

contents

● ストック素材

- 肉のストック……………10
- 魚のストック……………11
- エビのストック…………12
- 豆腐のストック…………13
- 野菜のストック…………14

食事レベルの見方

この本では，6〜8ページの「学会分類2013」に準じて，つぎのように，各レシピの食事レベルをあらわしました。

- **0j** 嚥下訓練食品 0j
- **0t** 嚥下訓練食品 0t
- **1j** 嚥下調整食 1j
- **2-1** 嚥下調整食 2-1
- **2-2** 嚥下調整食 2-2
- **3** 嚥下調整食 3
- **4** 嚥下調整食 4

● 主食のレシピ

- 全粥……………………………18
- 焼きおにぎりのお茶づけ風……19
- お好み焼き……………………20
- ロコモコ丼……………………21
- デミカツ丼……………………22
- ふわとろ卵のオムライス………23
- ミートソーススパゲッティ……24
- ピザ……………………………25
- エッグベネディクト……………26

● 主菜のレシピ

- 豚のしょうが焼き………………28
- 酢豚……………………………29
- 豚カツ…………………………30
- なすの肉みそ焼き………………31
- すき焼き………………………32
- 牛肉と厚揚げの旨煮……………33
- 肉じゃが………………………34
- ステーキ………………………35
- ローストチキン…………………36
- タンドリーチキン………………37
- チキンチャップ…………………38
- 筑前煮…………………………39
- かぼちゃとひき肉の重ね焼き……40
- 肉団子の甘酢あんかけ…………41

- 豆腐ハンバーグ … 42
- まぐろの山かけ … 43
- 白身魚の南蛮漬け … 44
- いわしの梅干煮 … 45
- さばのみそ煮 … 46
- 鮭のワイン蒸し … 47
- 鮭のグラタン … 48
- 鮭とかぼちゃのクリーム煮 … 49
- エビチリ … 50
- エビとキャベツのミルフィーユ仕立て … 51

● 副菜のレシピ

- 野菜サラダ … 54
- ツナサラダ … 55
- トマトのカプレーゼ … 56
- ラタトゥイユ … 57
- ほうれん草のごま和え … 58
- ほうれん草の卵とじ … 59
- じゃがいもの付け合わせ … 60
- 卵の付け合わせ … 62
- 里いものごまみそ和え … 63
- 里いもとイカの煮物 … 64
- 豚汁 … 65
- みそ汁 … 66
- かぼちゃのスープ … 68
- オニオンスープ … 69
- 豆乳とトマトの冷製スープ … 70

● デザート・飲みもののレシピ

- 大学いも … 72
- いもようかん … 73
- ずんだもち … 74
- おはぎ … 75
- 黒みつしるこ … 76
- かんたん団子 … 77
- バリエーションソース … 78
- みかん水ようかん … 80
- はちみつしょうがゼリー … 81
- 2色のムース … 82
- 杏仁ムース … 84
- バナナ豆腐 … 85
- ソフトドリンク … 86
- ツートーンドリンク … 88
- お酒 … 89

● コラム

- トースターの使い方 … 16
- 嚥下食の冷凍保存の方法 … 52
- 嚥下食を食べるときには … 90
- 食品を冷凍保存するときのポイント … 92
- 本書での使用商品 … 94
- レベル別のレシピ一覧と栄養価 … 97

嚥下食のレベルについて

学会分類2013（食事）

この「学会分類2013」は日本国内の病院・施設・在宅医療および福祉関係者が共通して使用することを目的とし，コード0からコード4の5段階で食事の分類を示しています。また，食事の名称を「嚥下調整食」としていますが，もっとも重度の機能障害に対応するコード0（ゼリー［0j］およびとろみ［0t］）については，嚥下訓練での導入を目的としているため，「嚥下訓練食品」としています。なお，早見表に示しきれない内容もあるため，かならず解説を熟読してください。

学会分類2013（食事）早見表

コード【I-8項】		名称	形態
0	j	嚥下訓練食品0j	・均質で，付着性・凝集性・かたさに配慮したゼリー ・離水が少なく，スライス状にすくうことが可能なもの
0	t	嚥下訓練食品0t	・均質で，付着性・凝集性・かたさに配慮したとろみ水（原則的には，中間のとろみあるいは濃いとろみ*のどちらかが適している）
1	j	嚥下調整食1j	・均質で，付着性，凝集性，かたさ，離水に配慮したゼリー・プリン・ムース状のもの
2	1	嚥下調整食2-1	・ピューレ・ペースト・ミキサー食など，均質でなめらかで，べたつかず，まとまりやすいもの ・スプーンですくって食べることが可能なもの
2	2	嚥下調整食2-2	・ピューレ・ペースト・ミキサー食などで，べたつかず，まとまりやすいもので不均質なものも含む ・スプーンですくって食べることが可能なもの
3		嚥下調整食3	・形はあるが，押しつぶしが容易，食塊形成や移送が容易，咽頭でばらけず嚥下しやすいように配慮されたもの ・多量の離水がない
4		嚥下調整食4	・かたさ・ばらけやすさ・貼りつきやすさなどのないもの ・箸やスプーンで切れるやわらかさ

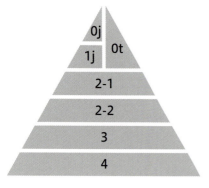

学会分類2013は，概説・総論，学会分類2013（食事），学会分類2013（とろみ）から成り，それぞれの分類には早見表を作成した。
本表は学会分類2013（食事）の早見表である。本表を使用するにあたっては必ず「嚥下調整食学会分類2013」の本文を熟読されたい。
なお，本表中の【　】表示は，本文中の該当箇所を指す。

『日摂食嚥下リハ会誌17（3）：255–267, 2013』または日本摂食嚥下リハ学会HPホームページ：http://www.jsdr.or.jp/doc/doc_manual1.html『嚥下調整食学会分類2013』を必ずご参照ください。

嚥下食のレベルについて

嚥下機能障害に配慮した食事の分類として、「日本摂食・嚥下リハビリテーション学会嚥下調整食分類2013」(以下「学会分類2013」)があります。食事の分類およびとろみの段階分類を示したもので、それぞれ「学会分類2013(食事)」と「学会分類2013(とろみ)」としています。

目的・特色	主食の例	必要な咀嚼能力【I-10項】	他の分類との対応【I-7項】
・重度の症例に対する評価・訓練用 ・少量をすくってそのまま丸呑み可能 ・残留した場合にも吸引が容易 ・たんぱく質含有量が少ない		(若干の送り込み能力)	・嚥下食ピラミッドL0 ・えん下困難者用食品許可基準Ⅰ
・重度の症例に対する評価・訓練用 ・少量ずつ飲むことを想定 ・ゼリー丸呑みで誤嚥したりゼリーが口中で溶けてしまう場合 ・たんぱく質含有量が少ない		(若干の送り込み能力)	・嚥下食ピラミッドL3の一部 ・(とろみ水)
・口腔外で既に適切な食塊状となっている(少量をすくってそのまま丸呑み可能) ・送り込む際に多少意識して口蓋に舌を押しつける必要がある ・0jに比し表面のざらつきあり	おもゆゼリー、ミキサー粥のゼリー など	(若干の食塊保持と送り込み能力)	・嚥下食ピラミッドL1・L2 ・えん下困難者用食品許可基準Ⅱ ・UDF区分4(ゼリー状) ・(UDF:ユニバーサルデザインフード)
・口腔内の簡単な操作で食塊状となるもの(咽頭では残留、誤嚥をしにくいように配慮したもの)	粒がなく、付着性の低いペースト状のおもゆや粥	(下顎と舌の運動による食塊形成能力および食塊保持能力)	・嚥下食ピラミッドL3 ・えん下困難者用食品許可基準Ⅱ・Ⅲ ・UDF区分4
	やや不均質(粒がある)でもやわらかく、離水もなく付着性も低い粥類	(下顎と舌の運動による食塊形成能力および食塊保持能力)	・嚥下食ピラミッドL3 ・えん下困難者用食品許可基準Ⅱ・Ⅲ ・UDF区分4
・舌と口蓋間で押しつぶしが可能なもの ・押しつぶしや送り込みの口腔操作を要し(あるいはそれらの機能を賦活し)、かつ誤嚥のリスク軽減に配慮がなされているもの	離水に配慮した粥 など	舌と口蓋間の押しつぶし能力以上	・嚥下食ピラミッドL4 ・高齢者ソフト食 ・UDF区分3
・誤嚥と窒息のリスクを配慮して素材と調理方法を選んだもの ・歯がなくても対応可能だが、上下の歯槽堤間で押しつぶすあるいはすりつぶすことが必要で舌と口蓋間で押しつぶすことは困難	軟飯・全粥 など	上下の歯槽堤間の押しつぶし能力以上	・嚥下食ピラミッドL4 ・高齢者ソフト食 ・UDF区分2およびUDF区分1の一部

*上記0tの「中間のとろみ・濃いとろみ」については、学会分類2013(とろみ)を参照されたい。本表に該当する食事において、汁物を含む水分には原則とろみを付ける。【I-9項】ただし、個別に水分の嚥下評価を行ってとろみ付けが不要と判断された場合には、その原則は解除できる。他の分類との対応については、学会分類2013との整合性や相互の対応が完全に一致するわけではない。【I-7項】

学会分類2013（とろみ）

「学会分類2013（とろみ）」では，嚥下障害者のためのとろみ付きの液体を，「薄いとろみ」「中間のとろみ」「濃いとろみ」の3段階で表示しています。とろみを付ける際には，市販のとろみ調整食品を利用します。

学会分類2013（とろみ）早見表

	段階1　薄いとろみ 【Ⅲ-3項】	段階2　中間のとろみ 【Ⅲ-2項】	段階3　濃いとろみ 【Ⅲ-4項】
英語表記	Mildly thick	Moderately thick	Extremely thick
性状の説明 （飲んだとき）	・「drink」するという表現が適切なとろみの程度 ・口に入れると口腔内に広がる液体の種類・味や温度によっては，とろみが付いていることがあまり気にならない場合もある ・飲み込む際に大きな力を要しない ・ストローで容易に吸うことができる	・明らかにとろみがあることを感じ，かつ「drink」するという表現が適切なとろみの程度 ・口腔内での動態はゆっくりですぐには広がらない ・舌の上でまとめやすい ・ストローで吸うのは抵抗がある	・明らかにとろみが付いていて，まとまりがよい ・送り込むのに力が必要 ・スプーンで「eat」するという表現が適切なとろみの程度 ・ストローで吸うことは困難
性状の説明 （見たとき）	・スプーンを傾けるとすっと流れ落ちる ・フォークの歯の間から素早く流れ落ちる ・カップを傾け，流れ出た後には，うっすらと跡が残る程度の付着	・スプーンを傾けるととろとろと流れる ・フォークの歯の間からゆっくりと流れ落ちる ・カップを傾け，流れ出た後には，全体にコーティングしたように付着	・スプーンを傾けても，形状がある程度保たれ，流れにくい ・フォークの歯の間から流れ出ない ・カップを傾けても流れ出ない（ゆっくりと塊となって落ちる）
粘度（mPa·s） 【Ⅲ-5項】	50-150	150-300	300-500
LST値（mm） 【Ⅲ-6項】	36-43	32-36	30-32

学会分類2013は，概説・総論，学会分類2013（食事），学会分類2013（とろみ）から成り，それぞれの分類には早見表を作成した。
本表は学会分類2013（とろみ）の早見表である。本表を使用するにあたっては必ず『嚥下調整食学会分類2013』の本文を熟読されたい。
なお，本表中の【　】表示は，本文中の該当箇所を指す。

粘度：コーンプレート型回転粘度計を用い，測定温度20℃，ずり速度50s^{-1}における1分後の粘度測定結果【Ⅲ-5項】。
LST値：ラインスプレッドテスト用プラスチック測定板を用いて内径30mmの金属製リングに試料を20ml注入し，30秒後にリングを持ち上げ，30秒後に試料の広がり距離を6点測定し，その平均値をLST値とする【Ⅲ-6項】。

注1．LST値と粘度は完全には相関しない。そのため，特に境界値付近においては注意が必要である。
注2．ニュートン流体ではLST値が高く出る傾向があるため注意が必要である。

『日摂食嚥下リハ会誌17（3）：255–267, 2013』または日本摂食嚥下リハ学会HPホームページ：http://www.jsdr.or.jp/doc/doc_manual1.html
『嚥下調整食学会分類2013』を必ずご参照ください。

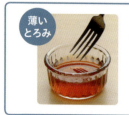
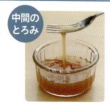
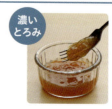

左の写真は，それぞれのとろみの実際の様子です。調理の参考にしてください。

この本について

この本では，冷凍保存した素材を使った嚥下食レシピを紹介しています。
　さまざまな食材を，飲み込みやすいペースト状にして冷凍保存し，それを使って調理するので，簡単に嚥下食が作れます。

- 冷凍保存するストック素材は，調理方法をパターン化
- 市販の調味料なども使って，手軽に本格的な味わいに
- 電子レンジやトースターも活用して，できるだけ手間ひまを省略

冷凍保存できるよう，特殊な素材でとろみをつけたり，固めたりしていますが，通信販売などで簡単に買うことができます（詳しくは94〜96ページで紹介しています）。

　71ページから始まる「デザート・飲みもの」は，基本的に，作りおきや保存用ではありません。手軽に作って，食事のあとやおやつのときに食べようというものです。

　そのため，できるかぎり簡単に作ることができて，早く固まるように，市販のゲル化剤なども使っています。これも，94〜96ページで紹介しています。
　ちょっと食べたいなと思うときに，さっと作ってみてください。

[表記について]
- 計量の単位は，**大さじ1＝15cc，小さじ1＝5cc，1カップ＝200cc**です。
- 電子レンジの加熱時間は，500wの場合の目安です。600wの場合は，様子を見ながら，少し短めに加熱してください。

食事レベルの見方

この本では，6〜8ページの「学会分類2013」に準じて，つぎのように，各レシピの食事レベルをあらわしました。

- ⓪j 嚥下訓練食品 0j
- ⓪t 嚥下訓練食品 0t
- ①j 嚥下調整食 1j
- ②-1 嚥下調整食 2-1
- ②-2 嚥下調整食 2-2
- ③ 嚥下調整食 3
- ④ 嚥下調整食 4

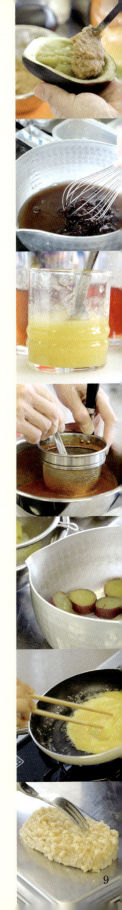

ストック素材のレシピ

肉のストック

肉料理のベースとなるストック素材です。牛，鶏，豚など好みの種類でいくつか作っておくと便利です。パサつかないよう，オリーブ油を加えます。

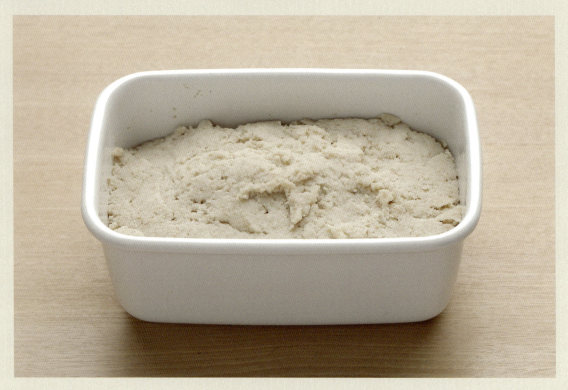

材料（作りやすい分量）

- 肉（豚ロース肉，牛ロース肉，鶏モモ肉）……… 100g
- 酒 ……………………… 適量
- しょうが汁 ……………… 少々
- A
  - はんぺん ……………… 50g
  - 酵豆粉（あれば，95ページ）… 少々
  - オリーブ油（サラダ油）… 小さじ1

作り方

1. 肉に酒としょうが汁を加え，よく揉みこむ。
2. フライパンに油（分量外）をひいたクッキングペーパーを敷き，その上に1の肉をのせる。フタをして弱火にかけ，焦がさないように蒸し焼きにする。
3. フードプロセッサーに2とAを入れ，なめらかなペースト状にする。
4. 使いやすい量に分けてラップで包み，ジッパー付き保存袋に入れて（写真）冷凍庫で保存する。

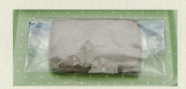

この素材から作れるおもなレシピ

- ロコモコ丼（21ページ）
- 豚のしょうが焼き（28ページ）
- 酢豚（29ページ）
- 豚カツ（30ページ）
- すき焼き（32ページ）
- 牛肉と厚揚げの旨煮（33ページ）
- ステーキ（35ページ）
- ローストチキン（36ページ）
- タンドリーチキン（37ページ）
- チキンチャップ（38ページ）
- 肉団子の甘酢あんかけ（41ページ）
- 豆腐ハンバーグ（42ページ）

魚のストック

調理時間 約10分

魚料理のストック素材は，生魚だけでなく，より手軽に缶詰の魚でも作れます。ツナ缶，サバ缶，イワシ缶などがおすすめです。

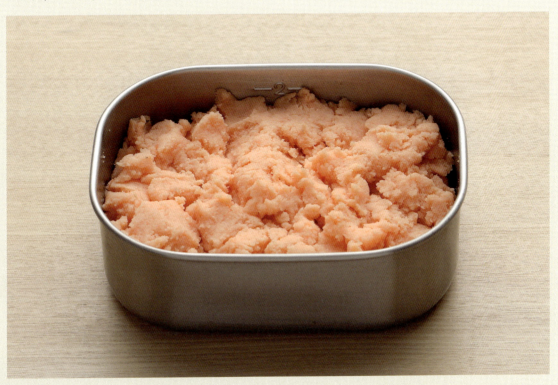

材料（作りやすい分量）

好みの生魚または缶詰	100g
酒	適量
しょうが汁	少々
A　はんぺん	50g
酵豆粉（あれば，95ページ）	少々
オリーブ油（サラダ油）	小さじ1

作り方

1. **（生魚の場合）**魚の水分をよくふき取り，耐熱容器に入れて酒としょうが汁をふる。ラップをかけてレンジで5分加熱し，骨を取り除きながら身をほぐす。
（缶詰の場合）大きな骨を取り除き，汁気をよく切る。
2. フードプロセッサーに1とAを入れ，なめらかなペースト状にする。
3. 使いやすい量に分けてラップで包み，ジッパー付き保存袋に入れて冷凍庫で保存する。

ポイント

- 市販の鮭フレークも使えます。便利ですが，塩分が多いので注意してください。

この素材から作れるおもなレシピ

- まぐろの山かけ（43ページ）
- 白身魚の南蛮漬け（44ページ）
- いわしの梅干煮（45ページ）
- さばのみそ煮（46ページ）
- 鮭のワイン蒸し（47ページ）
- 鮭のグラタン（48ページ）
- 鮭とかぼちゃのクリーム煮（49ページ）

ストック素材のレシピ

エビのストック

調理時間 約15分

一見，嚥下食には向かなさそうなエビも，はんぺんと合わせることで飲み込みやすくなります。人参を使って，見た目もエビらしく仕上げます。

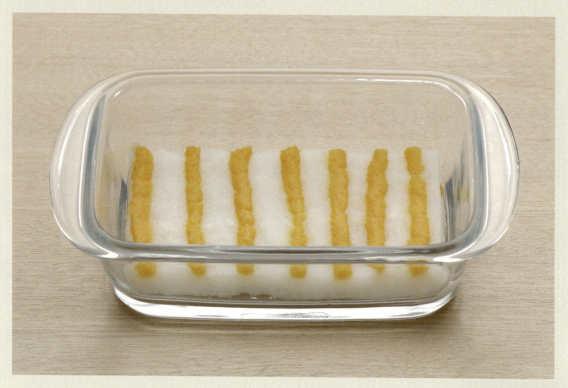

材料（できあがり目安：1尾25g×10尾）

	むきエビ	120 g
	酒	大さじ2
A	はんぺん	120 g
	プチドリップ(95ページ)	小さじ1
	人参	20 g

下準備

- むきエビは耐熱皿に入れて酒をふりかけ，ラップをしてレンジで約2分加熱する。キッチンペーパーで水分をよくふき取る。
- 人参はうす切りにして，レンジでやわらかく加熱する。
- 大きめのバットにラップを敷いておく。

作り方

1. フードプロセッサーに下準備したエビとAを入れ，なめらかなペースト状にする。
2. 1の3/4量を取り出して4等分し，ラップを敷いたバットに厚さ1cmの正方形にのばす。
3. 1の残りに人参を加え，再びフードプロセッサーにかける。
4. 3を小さめのビニール袋に入れ，角を少し切り，2の上に縞模様になるよう絞り出す（写真）。ラップで包んでジッパー付き保存袋に入れ，冷凍庫で保存する。

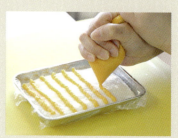

この素材から作れるおもなレシピ

- エビチリ(50ページ)
- エビとキャベツのミルフィーユ仕立て(51ページ)

豆腐のストック

水分の多い豆腐も，冷凍対応の素材を使えば冷凍保存できます。
混ぜてレンジで加熱するだけの，簡単レシピです。

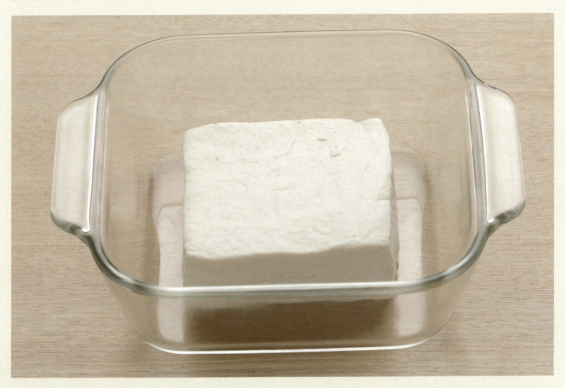

材料（作りやすい分量）

充塡豆腐……………………100g
Aの粉（14ページ）……小さじ2

この素材から作れるおもなレシピ
- すき焼き（32ページ）
- 牛肉と厚揚げの旨煮（33ページ）
- 肉団子の甘酢あんかけ（41ページ）
- 豆腐ハンバーグ（42ページ）
- トマトのカプレーゼ（56ページ）

作り方

1. 耐熱容器に充塡豆腐とAの粉を入れ，豆腐をつぶしながらよく混ぜ合わせる。
2. ラップをかけ，レンジで30秒加熱する。取り出してよく混ぜ，ふたたび30秒加熱する。3回，加熱をくり返す。
3. 弾力がでてまとまってきたら裏ごしし，豆腐の容器に戻して中の空気を抜き（ポイント参照），粗熱を取る。
4. 固まったら使いやすい量に分けてラップで包み，ジッパー付き保存袋に入れて冷凍庫で保存する。

ポイント
- 充塡豆腐は，密閉容器の中に豆乳とにがりを入れ，容器ごと加熱して冷やし固めた豆腐。絹豆腐や木綿豆腐とは異なり，水の入っていない容器で売られています。
- 3の生地の空気を抜くときは，容器全体を少し持ち上げて数回落とす（ケーキ生地の空気抜きの要領で）。
- 冷凍素材を使う場合は，前日に冷蔵室に移して自然解凍してください。

ストック素材のレシピ

野菜のストック

③ 調理時間 約10分

かむ力や飲み込む力が弱くなると，食物繊維が不足しがち。
野菜もペースト状にしてまとめれば，食べやすい嚥下食になります。

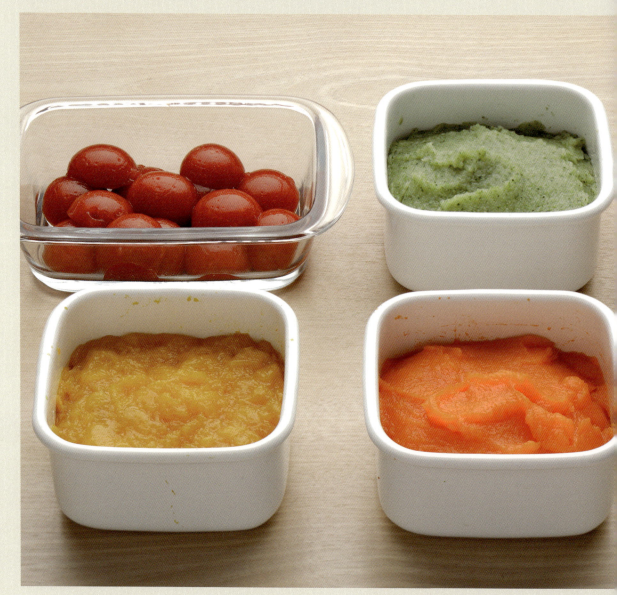

材料（作りやすい分量）

- A
  - プチドリップ(95ページ)…大さじ5
  - イナアガーF(95ページ)…小さじ2
  - 砂糖……………………大さじ2

- いも類……………………100g
  （じゃがいも、里いも、さつまいも、かぼちゃ）
  - Aの粉……………………小さじ2

- 根菜類……………………100g
  （人参、れんこん、ごぼう）
  - Aの粉……………………小さじ2

- 花野菜類…………………100g
  （キャベツ、ブロッコリー）
  - Aの粉……………………小さじ2

- 葉物野菜類………………100g
  （ほうれん草、春菊）
  - Aの粉……………………小さじ4

- 水分の多い野菜類………100g
  （大根、たけのこ、白菜、ねぎ類、しいたけ、ピーマン、パプリカ、なす、ズッキーニ、トマト、きゅうり）
  - Aの粉……………………小さじ4

- 豆類………………………100g
  （枝豆、グリーンピース、いんげん豆）
  - Aの粉……………………小さじ2

この素材から作れるおもなレシピ

- ツナサラダ（55ページ）
- トマトのカプレーゼ（56ページ）
- ラタトゥイユ（57ページ）
- ほうれん草のごま和え（58ページ）
- ほうれん草の卵とじ（59ページ）
- じゃがいもの付け合わせ（60ページ）
- 里いものごまみそ和え（63ページ）
- 里いもとイカの煮物（64ページ）

下準備

- Aの粉類を袋に入れ、均一になるようよく混ぜる。
- じゃがいもは皮つきのままラップに包み、レンジでやわらかく加熱する。皮をむいて裏ごしする。
- ピーマン、パプリカはヘタとタネを取り、たてよこ4つ割りにし、10分ほどやわらかくゆで、水にさらす。水分をよく切り、端から薄皮をむき、フードプロセッサーにかける。
- なすはヘタを取って半分に切り、実をスプーンでくりぬいて水にさらす。水分をよく切り、やわらかく煮てフードプロセッサーにかける。
- ズッキーニは皮をむき、皮と実をそれぞれレンジで加熱してやわらかくし、フードプロセッサーにかける。
- トマトはヘタを取って皮をむき、フードプロセッサーにかける。さらに裏ごししてタネを取り除く。
- きゅうりは皮を縞状にむき、フードプロセッサーにかける。
- 豆類はやわらかくゆでてうす皮をむき、フードプロセッサーにかける。
- それ以外の野菜も、適当な大きさに切ってやわらかく加熱し、水分をよく切ってから裏ごしやフードプロセッサーでペースト状にする。
- 大根、たけのこはペースト状にしたあと、キッチンペーパーを敷いたざるにのせ、さらに水分を切る。

作り方

1. 下準備した野菜とAの粉を耐熱容器に入れ、よく混ぜる。
2. ラップをかけて、レンジで30秒加熱する。取り出してよく混ぜ、ふたたび30秒加熱する。生地にまとまりがでるまで、2〜3回加熱をくり返す（食材の量により加熱時間を調整する）。
3. 粗熱が取れたら、使いやすい量に分けてラップで包む。ジッパー付き保存袋に入れて冷凍庫で保存する。

ポイント

- 野菜は十分に水分を切ってペースト状にし、急速冷凍することで（52ページ）、スが入りにくくなります。
- 冷凍素材を使うときは、常温で半解凍にすると扱いやすいです。レンジで加熱すると表面だけが溶けて、切りづらい場合があります。
- まとめて作るときは、Aの粉も多めに作ると便利です（プチドリップ50g、イナアガーF 10g、砂糖30g）。
- できあがりがやわらかすぎる場合は、Aの粉を小さじ1/2ずつ加えて加熱し、調整してください。
- Aの粉を加えて加熱したペーストは、常温で固まります。この粉を使うことで、冷凍保存しづらい水分の多い食材も保存できます。
- Aの粉は湿気やすいので、密閉できる袋や容器に入れて保存してください。乾燥剤も入れておくと安心です。

column

トースターの使い方

嚥下食を作るときは，トースターを使うと便利な場合もあります。本書では冷凍したストック素材を，トースターで焼いたレシピも多く紹介しています。

肉や魚のストック素材の焼き方

1. トースターを予熱しておく。
2. 天板にアルミホイルを敷き，油をひく。食材を並べ（写真❶），油をかける。
3. 焼き色がつくまで，5分ほど加熱する（写真❷）。

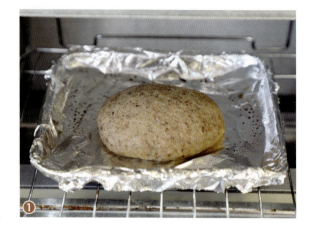

❶

ポイント
- 食材やトースターによって火の通り加減が異なるため，加熱時間は様子をみながら調節してください。
- 焼き上がり直後はとてもやわらかいので，少し冷めてからのほうが扱いやすいです。

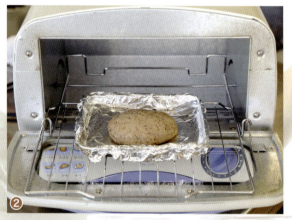

❷

主食

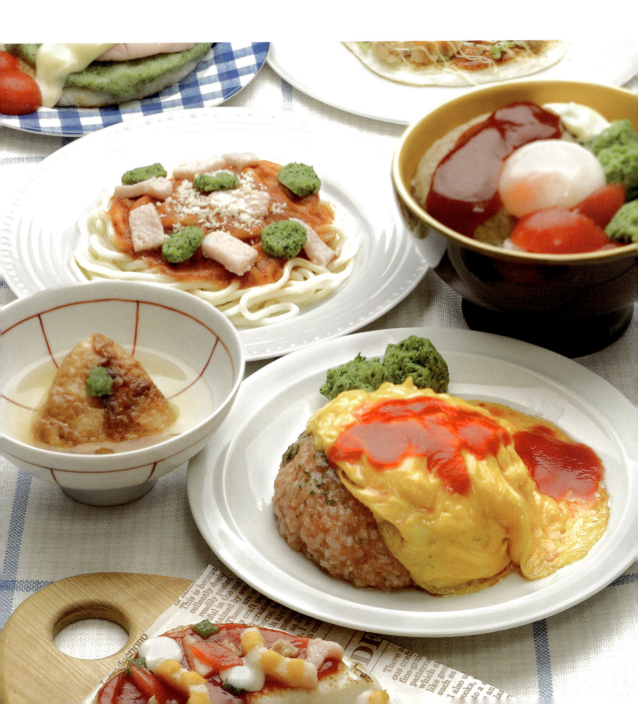

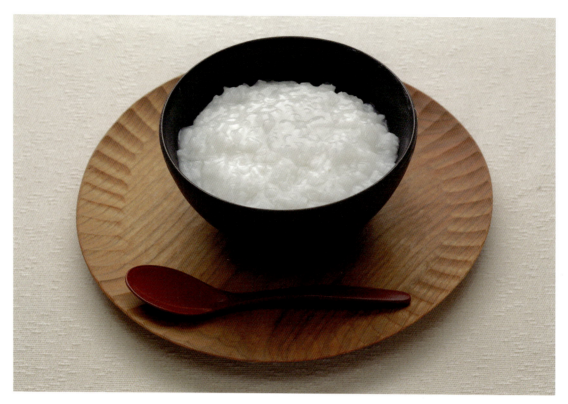

全粥

③ 調理時間 約60分

炊飯器で作る，お手軽お粥。
米粒がゼリーでコーティングされる「ソフティアU」を使って，飲み込みやすく仕上げます。

材料（作りやすい分量，できあがり約2250g）

米	2合(300g)
水	1950cc
ソフティアU (96ページ)	3g (1包)

作り方

1. 炊飯釜に洗った米と水を入れ，30分以上水に浸ける。
2. ソフティアUをふり入れてよく混ぜ，炊飯器の「お粥モード」で炊く。
3. 炊き上がったら，米をつぶさないように軽く混ぜ，炊飯釜ごと冷水に浸けて70℃以下に冷やす（米粒が飲み込みづらい場合は，熱いうちにフードプロセッサーでペースト状にして冷やす）。
4. 1食分ずつラップに包み，ジッパー付き保存袋に入れて冷凍庫で保存する。

ポイント

- 水の代わりに，ほうじ茶や紅茶で炊くと茶粥に仕上がります。
- 解凍するときは，レンジや湯せんで温めてください。

焼きおにぎりのお茶づけ風

主食

4　調理時間 約10分

しょうゆだれ，みそだれが香ばしい焼きおにぎり。
だし汁をかけて，お茶づけ仕立てでいただきます。

材料(2人分)

全粥(18ページ)……200g
[たれ]
A
　しょうゆ……大さじ1
　みりん……小さじ1
　酵豆粉(あれば，95ページ)
　　……小さじ1/2
B
　みそ……大さじ1
　みりん……小さじ1
　酵豆粉……小さじ1/2
オリーブ油(サラダ油)……適量
だし汁……200〜300cc
めんつゆ……適量
とろみ剤……適量
長ねぎのストック(14ページ)
　……適量

下準備

- AとBをそれぞれ混ぜ，たれを作る。
- 鍋にだし汁とめんつゆを入れて温め，とろみ剤を加えてとろみ(8ページ，薄いとろみ〜中間のとろみ)をつける。

作り方

1. 全粥を市販のおにぎり型に入れておにぎりを4個作る。片面にたれを塗り，油をひいたクッキングシートにたれのついた面を下にして並べる。AとBのたれで，それぞれ2個ずつ作る。
2. おにぎりの表面に油を塗り，シートごとフライパンに移し，うすく焼き色がつくまで焼く。
3. 汁椀に盛り，下準備しただし汁をかけ，長ねぎを上に飾る。おにぎりをくずしながら食べる。

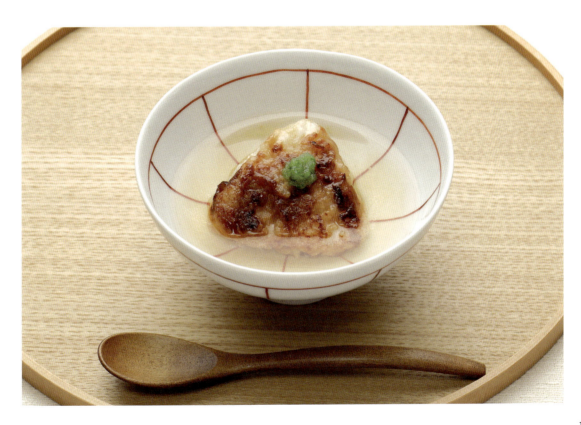

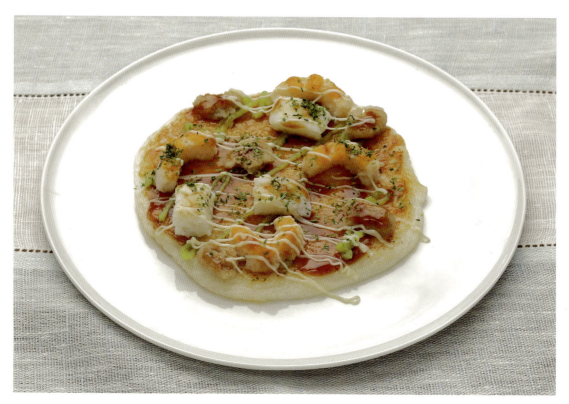

お好み焼き

③ 調理時間 約15分

食パンで作る, 本格的な味わいのお好み焼き。
具材はストック素材を使うので, 解凍してのせるだけのお手軽さです。

材料(2枚分)

- サンドイッチ用食パン……2枚
- コンソメ(顆粒)……少々
- 湯……100cc
- プチドリップ(95ページ)……小さじ1/2
- 豚肉のストック(10ページ)……40g
- キャベツのストック(14ページ)……40g
- エビのストック(12ページ)……40g
- イカのストック(64ページ)……40g
- お好み焼きソース(市販品)……適量
- マヨネーズ……適量
- 青のり……適量
- オリーブ油(サラダ油)……適量

下準備

- 豚肉, エビ, イカをレンジで1分加熱して解凍し, 16ページを参照してトースターで焼く。食べやすい大きさに切る。
- キャベツを半解凍し, 千切りにする。
- 青のりはすり鉢ですって, 細かくしておく。

作り方

1. サンドイッチ用食パンをトースターに入れ, 両面に焼き色がつくまで焼く。
2. コンソメと分量の湯を混ぜてコンソメ液を作り, プチドリップを混ぜる。1の食パンを浸し, 液をすべて吸わせる。
3. 皿にパンを置き, その上にキャベツ, 豚肉, エビ, イカを盛りつけ, ソース, マヨネーズ, 青のりをかける。

主食

ロコモコ丼

3　調理時間 約20分

ハンバーグと温泉卵がのった，豪華なひと品。
トースターを使うので，見た目よりずっと手軽に作れます。

材料(1人分)

- 全粥(18ページ)……………100g
- 温泉卵(市販品)……………1個

[ハンバーグ]

A
- 牛肉のストック(10ページ)…25g
- 豚肉のストック(10ページ)…25g
- 玉ねぎのストック(14ページ)……………10g
- 生パン粉……………小さじ1
- 牛乳……………大さじ2
- オリーブ油(サラダ油)……適量

[ソース]

B
- 赤ワイン……………大さじ1
- ケチャップ……………大さじ1
- 中濃ソース……………大さじ1

[付け合わせ]
- ブロッコリーのストック(14ページ)……………40g
- トマトのストック(14ページ)……………40g
- マヨネーズ……………適量

下準備

- 全粥を解凍して温める。
- 肉と玉ねぎをレンジで30秒加熱して解凍する。Aをよく混ぜ合わせ，小判の形に整える。
- 耐熱容器にBを入れて混ぜ，レンジで30秒加熱してソースを作る。
- 付け合わせの野菜を半解凍し，食べやすい大きさに切る。

作り方

1. 16ページを参照し，下準備した肉をトースターに入れ，こんがりと焼き色がつくくらいまで，3〜4分焼く。
2. 器に全粥，**1**のハンバーグ，野菜，温泉卵を盛り，ソースとマヨネーズをかける。

ポイント

- ハンバーグは冷めると固くなります。粥やソースと一緒に食べてください。
- ソースは市販品でも代用できます。

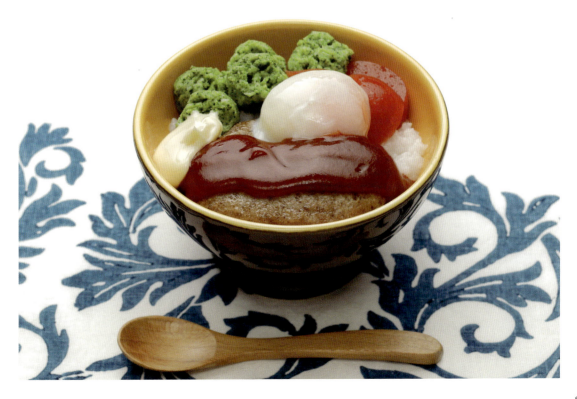

21

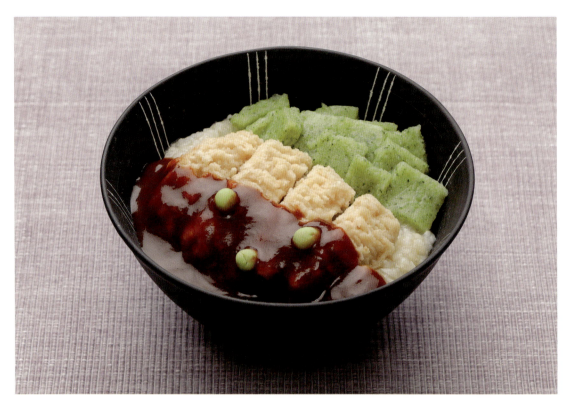

デミカツ丼

③ 調理時間 約15分

デミグラスソースで食べるカツ丼。
紅茶で炊いた全粥を合わせるので, さっぱりとした味わいです。

材料(1人分)

- 紅茶粥(全粥)(18ページ)…100g
- 豚カツ(30ページ)………1/3個
- キャベツのストック(14ページ)
  ………………………100g
- グリーンピースのストック
  (14ページ)……………10g
- [ソース]
  - ケチャップ………小さじ1
  - ウスターソース………大さじ1
  - 砂糖……………………少々

下準備

- 18ページを参照し, 紅茶で全粥を炊く。
- 豚カツをレンジで1分加熱し, 解凍する。
- 耐熱容器にソースの材料を入れて混ぜ, レンジで30秒加熱する。
- キャベツは半解凍し, 食べやすい大きさに切る。グリーンピースは自然解凍する。

作り方

1. どんぶりに紅茶粥, キャベツ, 豚カツの順に盛り付け, ソースをかける。
2. グリーンピースを飾る。

ポイント

- ソースは市販のデミグラスソースの素 (大さじ1) やハヤシライスの素 (大さじ1) も使えます。それぞれケチャップ (小さじ1) としょうゆ (小さじ1/2) と合わせて作ります。

主食

ふわとろ卵のオムライス

3 　調理時間 約30分

お粥のケチャップライスで作る，飲み込みやすいオムライス。
ふんわりかけた半熟卵が，おいしさの決め手です。

材料(1人分)

[ケチャップライス]
全粥(18ページ) ……… 100g
A ┤ ケチャップ ……… 小さじ2
　　コンソメ(顆粒) ……… 少々
　　塩コショウ ……… 少々
　　バター ……… 小さじ1/2
乾燥パセリ ……… 適量

[ドレス卵]
溶き卵 ……… 1個分
牛乳 ……… 大さじ2
プチドリップ(95ページ) … 小さじ1/2
バター ……… 小さじ1
オリーブ油(サラダ油) … 小さじ1弱

[ソース]
ケチャップ ……… 大さじ1
湯 ……… 小さじ2

[付け合わせ]
ブロッコリーのストック
(14ページ) ……… 20g

下準備

● 全粥に A と砕いた乾燥パセリを加えてよく混ぜる。お椀やカップなどに入れて丸く形作り，皿に盛る(写真❶)。

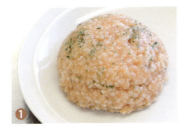

● 牛乳とプチドリップをよく混ぜ，15分ほどおく。
● ケチャップを湯でのばし，ソースを作る。
● ブロッコリーを半解凍し，食べやすい大きさに切る。

作り方

❶ 牛乳とプチドリップを溶き卵に加え，よく混ぜる。
❷ フライパンにバターと油を入れて弱火にかけ，バターが溶けたら❶を一気に流し入れる。はしでゆっくりとかき混ぜ，半熟になったら(写真❷) 火から下ろし，ケチャップライスにのせる。
❸ ブロッコリーを添え，ソースをかける。

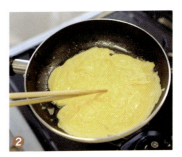

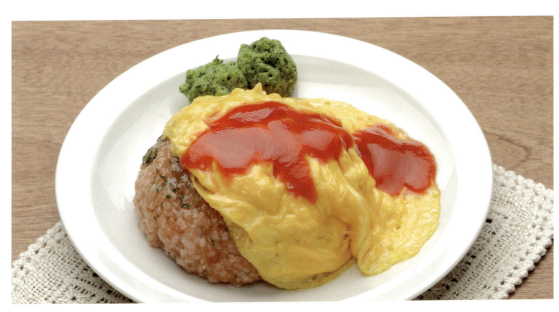

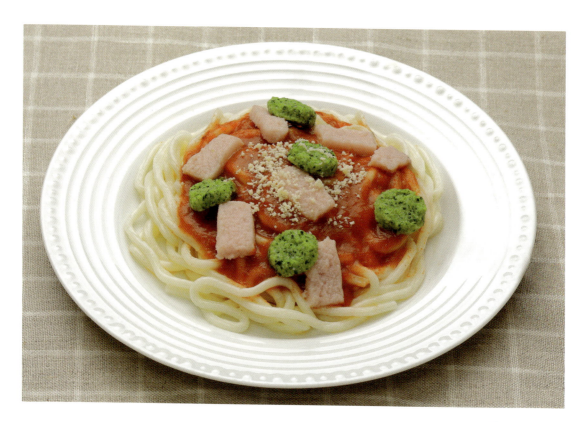

ミートソーススパゲッティ

めんを炊飯器でやわらかくゆでて，飲み込みやすく。
作り方を応用すれば，ミートソース以外のソースでも作れます。

材料(1人分)

- ゆでスパゲッティ(市販品) ……………… 1/2袋
- 水 …………………………………… 6カップ
- コンソメ(顆粒) …………………………… 2g
- ミートソース(市販品) …… 1人分
- 玉ねぎのストック(14ページ)
  ………………………………………… 20g
- ハムのストック(26ページ)
  ………………………………………… 20g
- ブロッコリーのストック
  (14ページ) ……………………………… 20g
- 粉チーズ ………………………………… 適量

下準備

- ハムをレンジで1分加熱して解凍し，ブロッコリーは半解凍する。それぞれ食べやすい大きさに切る。
- 玉ねぎを自然解凍する。

作り方

1. 炊飯器にスパゲッティと分量の水，コンソメを入れ，「炊飯モード」で炊く。炊き上がったら，そのまま30分間蒸らす。
2. ミートソースを温めてフードプロセッサーにかけ，なめらかな状態にする。玉ねぎを混ぜる。
3. 1のスパゲッティを器に盛り，2のソースをかける。ハムとブロッコリーを上にのせ，好みで粉チーズをふる。

ポイント

- ソースはとろみのついているもののほうが食べやすいです。食べる方の状態に合わせて，プチドリップ(分量外，95ページ)でとろみをつけてください。
- ゆでスパゲッティの代わりに，蒸し焼きそば(市販品)をやわらかくゆでたものでも作れます。

主食

ピザ

調理時間 約20分

食パンで作る，具だくさんのピザ。
見た目も味も嚥下食とは思えないほど，大満足の一枚です。

材料(2人分)

- 食パン……………………2枚
- コンソメ(顆粒)……………少々
- 湯………………………100cc
- プチドリップ(95ページ)…小さじ1/2
- オリーブ油(サラダ油)……適量
- ピザソース(ケチャップ)……適量

[トッピング]
- エビのストック(12ページ)…適量
- ツナのストック(11ページ)…適量
- ハムのストック(26ページ)…適量
- ピーマンのストック(14ページ)
  ………………………………適量
- トマトのストック(14ページ)…適量
- 粉チーズ……………………適量
- 牛乳…………………………適量

下準備

- 食パンは耳を切り落とす。
- エビ，ツナ，ハムをレンジで1分加熱して解凍し，食べやすい大きさに切る。表面に油を塗り，トースターで軽く焼き色をつける。
- 野菜を半解凍し，食べやすい大きさに切る。
- 粉チーズを牛乳に混ぜて溶かす。

作り方

1. 食パンをトースターに入れ，両面に焼き色がつくまで焼く。
2. コンソメと分量の湯を混ぜてコンソメ液を作り，プチドリップを混ぜる。1の食パンを浸し，液をすべて吸わせる。ピザソースを塗る。
3. パンを耐熱皿に移し，その上にエビ，ツナ，ハム，野菜類を飾る。下準備した粉チーズをかけて，レンジで30秒加熱する(加熱時間は様子を見ながら調整)。好みでオリーブ油や乾燥バジル(分量外)をふりかける。

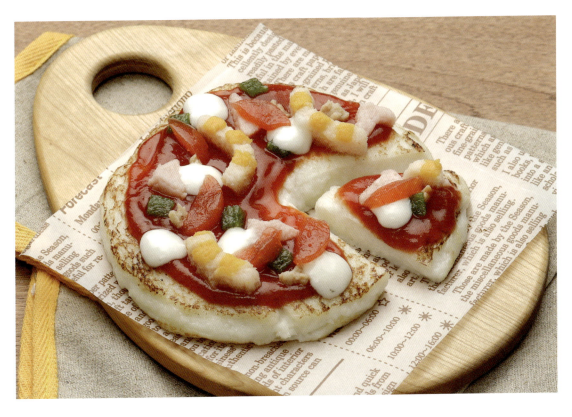

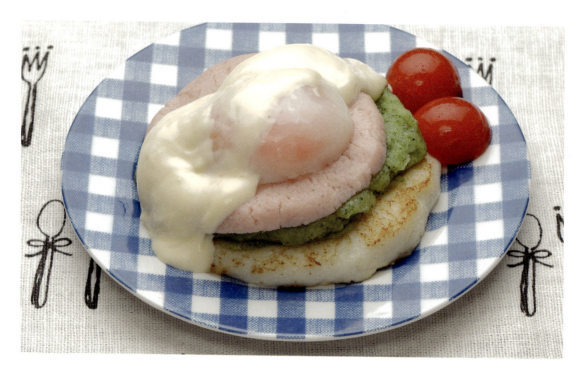

エッグベネディクト

調理時間 約20分

食パンにハム、キャベツ、温泉卵を重ねて、酸味のあるソースをかけたトレンドメニュー。
とろっとした卵が食欲をそそります。

材料（2個分）

- 食パン………………1枚
- コンソメ(顆粒)…………少々
- 湯……………………100cc
- 牛乳…………………25cc
- プチドリップ(95ページ)…小さじ1
- バター…………………6g
- ハム…………………40g
- キャベツのストック(14ページ)
  ………………………40g
- 温泉卵(市販品)…………2個

[ソース(作りやすい分量)]

A
- マヨネーズ……………10g
- ヨーグルト(低糖)………30g
- 白みそ…………………10g
- プチドリップ………小さじ1/2
- コショウ………………少々

下準備

- [ハムのストック]ハムは固い部分を取り除き、フードプロセッサーにかける。ラップにうすくのばし、食パンの大きさに合わせて切る。
- キャベツを半解凍し、食パンの大きさに合わせて切る。
- 温泉卵を器に割り入れ、プチドリップ(分量外)を少しふりかける。
- Aを混ぜてソースを作る。
- 食パンは耳を切り落とし、半分に切る。

作り方

1. 食パンをトースターに入れ、両面に焼き色がつくまで焼く。バターを塗る。
2. コンソメと分量の湯を混ぜてコンソメ液を作り、牛乳、プチドリップを混ぜる。1の食パンを浸し、液をすべて吸わせる。
3. 皿にワックスペーパーを敷き、パン、ハム、キャベツ、温泉卵を順に重ね、ソースをかける。

ポイント

- 食パンはやわらかいものを使うとふんわり仕上がります。おすすめは、「ダブルソフト」(山崎製パン)です。
- 下準備したハム(ハムのストック)は、使いやすい量に分けてラップに包み、ジッパー付き保存袋に入れて冷凍保存できます。

主菜

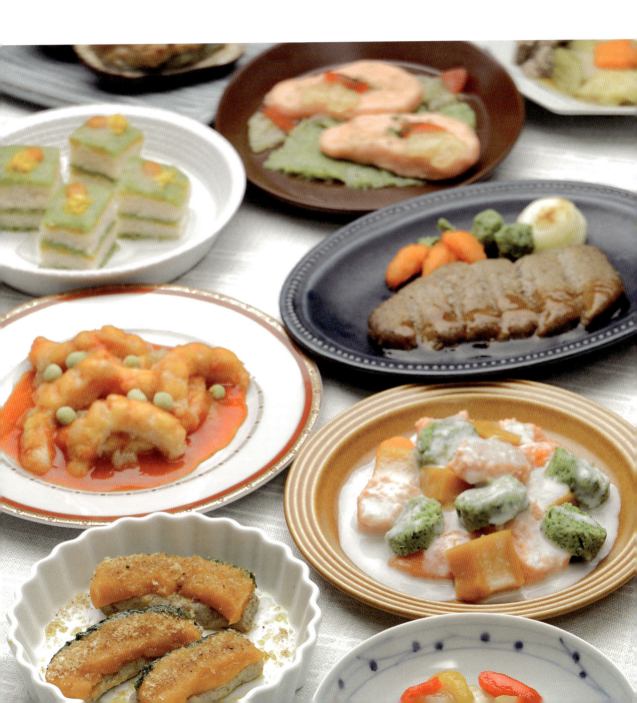

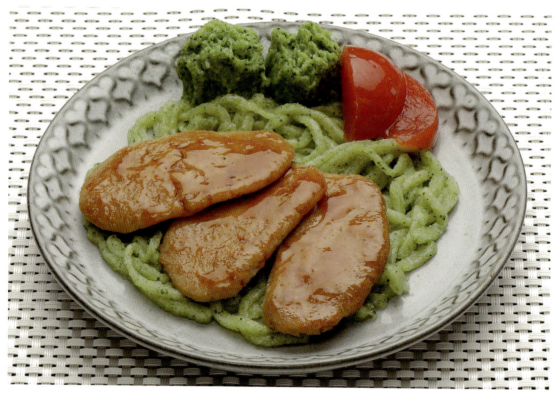

豚のしょうが焼き

③ 調理時間 約10分

豚肉のストックで作る定番メニュー。
レンジとトースターでパパッと作れます。

材料(2人分)

豚肉のストック(10ページ)
　　　　　　　　　……100g
オリーブ油(サラダ油)……適量

[たれ]
- 酒……………………大さじ1
- 砂糖…………………大さじ1/2
- しょうゆ……………小さじ2
- みりん………………大さじ1/2
- しょうが汁…………大さじ1/2
- プチドリップ(95ページ)…適量

[付け合わせ]

キャベツのストック(14ページ)
　　　　　　　　　……30g
ブロッコリーのストック
(14ページ)………………20g
トマトのストック(14ページ)
　　　　　　　　　……20g

下準備

- 豚肉をレンジで30秒加熱して解凍し、野菜は半解凍する。それぞれ食べやすい大きさに切る。
- たれの材料を耐熱容器に入れてよく混ぜ、ラップをかけてレンジで30秒加熱する。

作り方

1. 16ページを参照し、豚肉をトースターで焼く。
2. 野菜類を皿に盛り、レンジで30秒加熱する。
3. 1の皿に盛り付け、たれをかける。

主菜

酢豚

3　調理時間 約10分

市販の酢豚の素を使った，お手軽レシピ。
レンジで加熱するので，野菜のストックは少し固めの半解凍にするのがおすすめです。

材料(2人分)

- 豚肉のストック(10ページ) ……… 100g
- オリーブ油(サラダ油) ……… 10g
- 人参のストック(14ページ) ……… 40g
- 玉ねぎのストック(14ページ) ……… 40g
- しいたけのストック(14ページ) ……… 20g
- ピーマンのストック(14ページ) ……… 20g
- 酢豚の素(市販品) ……… 適量

下準備

- 豚肉をレンジで1分加熱して解凍し，野菜は半解凍する。それぞれ食べやすい大きさに切る。

作り方

1. 16ページを参照し，下準備した豚肉をトースターで焼く。
2. 1と野菜類を皿に盛り，酢豚の素をかけ，ラップをかけてレンジで30秒加熱する。

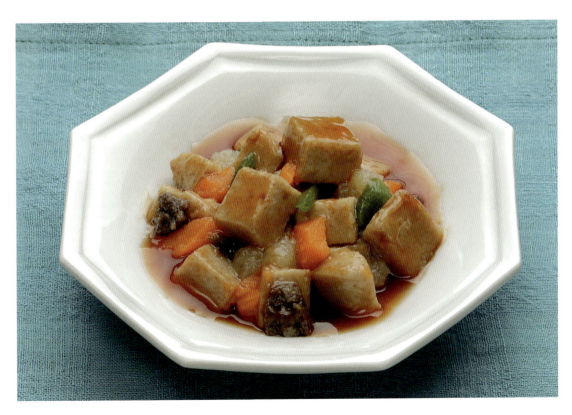

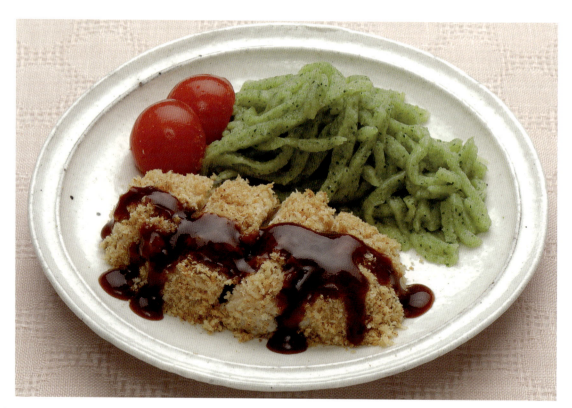

豚カツ

嚥下食になりづらそうな豚カツも,油で揚げずに飲み込みやすく。
パン粉をフォークで毛羽立たせれば,揚げ物らしく仕上がります。

材料(2人分)

- 豚肉のストック(10ページ)
  ……………………100g
- パン粉………………… 15g
- ┃プチドリップ(95ページ)… 1.5g
- ┃だし汁(水) ………… 大さじ2
- キャベツのストック(14ページ)
  ……………………40g
- トマトのストック(14ページ)…20g
- 豚カツソース(市販品)… 大さじ1

下準備

- 豚肉をレンジで1分加熱して解凍し,野菜類は半解凍する。それぞれ食べやすい大きさに切る。

作り方

1. 16ページを参照し,下準備した豚肉をトースターで焼く。
2. パン粉をキツネ色に炒め,フードプロセッサーで細かくする。
3. だし汁にプチドリップを加え,2と合わせてさっくり混ぜる。フォークで豚肉の上にのばし(写真),ラップで包む。
4. レンジで30秒加熱する。キャベツ,トマトとともに皿に盛り,ソースをかける。

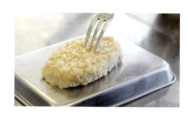

ポイント

- 食材に染み込みやすいよう,プチドリップは使う直前に混ぜてください。
- パン粉を豚肉にのばすときは,フォークで表面を毛羽立たせるとパン粉らしさが出ます。
- 冷凍保存もできます。3のラップに包んだ状態でジッパー付き保存袋に入れ,冷凍庫で保存してください。

なすの肉みそ焼き

3　調理時間 約20分

くりぬいた実をやわらかく煮て作る，見た目も食欲をそそるひと品。
コクのある肉みそがなすとよく合います。

材料（2人分）

- なす　　　　　　　　　　2本
- めんつゆ　　　　　　　　適量
- だし汁（水）　　　　　　　適量
- オリーブ油（サラダ油）　　適量

[肉みそ]
- 豚肉のストック（10ページ）
  　　　　　　　　　　　　100g
- みそ　　　　　　　　　大さじ1
- 長ねぎのストック（14ページ）
  　　　　　　　　　　　小さじ1
- おろししょうが　　　　小さじ1
- 片栗粉　　　　　　　　小さじ1
- みりん　　　　　　　　大さじ1

下準備

- なすは皮を残して実をスプーンでくりぬき（写真❶），水に10分ほどさらしてあく抜きをする。
- 肉みその材料をよく混ぜ合わせる。
- 商品の表示にしたがって，煮物用の濃さになるよう，めんつゆとだし汁の分量を調節する。
- 長ねぎは自然解凍する。

作り方

1. ペーパータオルで下準備したなすの水気をよくふき取り，鍋に移す。
2. 濃さを調節しためんつゆを❶の鍋に加える。なすがやわらかく煮くずれ，汁気がなくなるまで煮込む。
3. なすの皮に❷を詰め（写真❷），上に肉みそを適量のせて油を塗る。ほんのり焼き色がつくよう，トースターで1分加熱する。上に長ねぎを飾る。

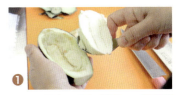
❶

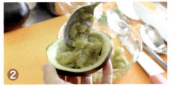
❷

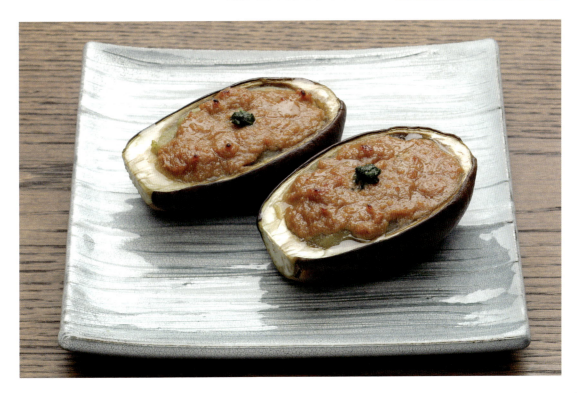

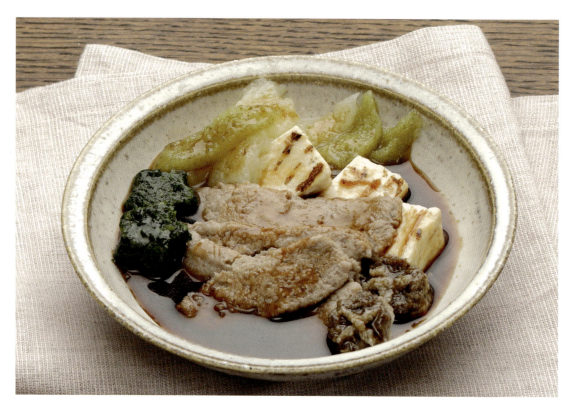

すき焼き

③ 調理時間 約15分

市販のたれとストック素材で作る、お手軽レシピ。
好みの具材を追加して、わが家流に。

材料(2人分)

- 牛肉のストック(10ページ) ……100g
- 豆腐のストック(13ページ) ……100g
- しいたけのストック(14ページ) ……40g
- 長ねぎのストック(14ページ) ……20g
- 春菊のストック(14ページ) ……20g
- すき焼きのたれ(市販品)…適量
- とろみ剤………………適量
- オリーブ油(サラダ油)……適量

下準備

- 牛肉をレンジで30秒加熱して解凍し、豆腐は自然解凍、野菜類は半解凍する。それぞれ食べやすい大きさに切る。
- フライパンに油をひいたクッキングペーパーを敷き、その上に豆腐をのせて焼き目をつける。
- すき焼きのたれにとろみ剤を加えてとろみ(8ページ、中間のとろみ)をつける。

作り方

1. 具材を耐熱皿に入れ、下準備したすき焼きのたれをかける。
2. ラップをかけ、レンジで30秒加熱する。

主菜

牛肉と厚揚げの旨煮

調理時間
約15分

牛肉の旨みが口の中に広がるひと品。
豆腐と油揚げを組み合わせて，飲み込みやすい厚揚げを作ります。

材料(2人分)

- 牛肉のストック(10ページ)
  ……………………………100g
- 豆腐のストック(13ページ)
  ……………………………100g
- 油揚げのストック(66ページ)
  ……………………………適量
- 長ねぎのストック(14ページ)
  ……………………………40g
- 人参のストック(14ページ)
  ……………………………20g
- めんつゆ……………………適量
- だし汁(水)…………………適量
- とろみ剤……………………適量

下準備

- 牛肉をレンジで1分加熱して解凍し，油揚げと豆腐は自然解凍，野菜は半解凍する。それぞれ食べやすい大きさに切る。
- 豆腐の片面に油揚げをうすく広げ，レンジで30秒加熱する。
- 商品の表示にしたがって，煮物用の濃さになるように，めんつゆとだし汁の分量を調節する。とろみ剤でとろみ(8ページ，中間のとろみ)をつける。

作り方

1. 具材を耐熱皿に入れ，全体の1/3が浸るように，濃さを調節しためんつゆを加える。
2. ラップをかけ，レンジで30秒加熱する。

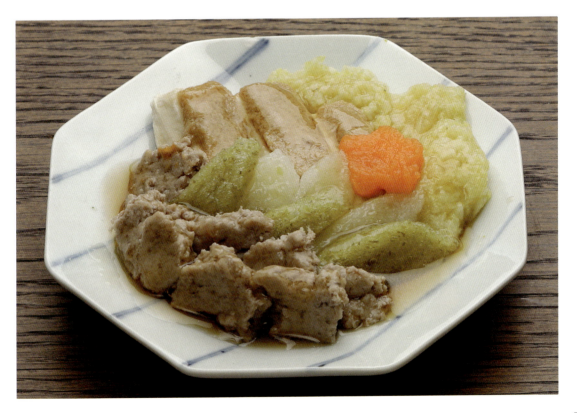

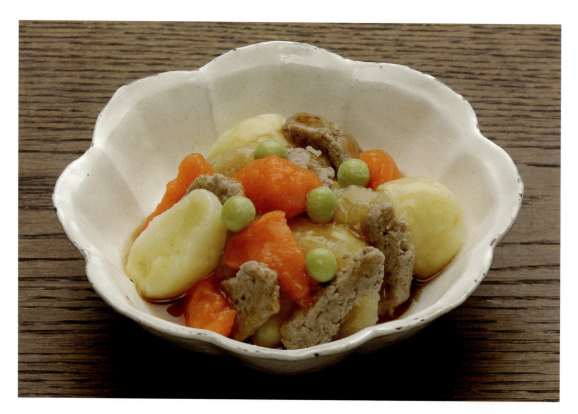

肉じゃが

③ 調理時間 約15分

人気の定番おかずも,ストック素材を使って嚥下食に。
市販のたれで味付けするので,作り方も簡単です。

材料(2人分)

- 牛肉のストック(10ページ)
  ……………………………100g
- じゃがいものストック(14ページ)
  ……………………………100g
- 人参のストック(14ページ)
  ………………………………40g
- 玉ねぎのストック(14ページ)
  ………………………………40g
- グリーンピースのストック
  (14ページ)………………適量
- すき焼きのたれ(市販品)…適量
- だし汁(水)…………………適量
- とろみ剤……………………適量

下準備

- 牛肉をレンジで1分加熱して解凍し,野菜類を半解凍する。それぞれ食べやすい大きさに切る。
- 商品の表示にしたがって,肉じゃが用の濃さになるよう,めんつゆとだし汁の分量を調節する。とろみ剤を加えてとろみ(8ページ,中間のとろみ)をつける。

作り方

1. グリーンピース以外の具材を耐熱皿に入れ,全体の1/3が浸るように,濃さを調節したすき焼きのたれを加える。
2. ラップをかけて,レンジで1分加熱する。器に盛り,グリーンピースを飾る。

ステーキ

調理時間 約20分

牛肉のストック素材を使って，飲み込みやすいステーキに。
市販のシーズニングやソースを活用すると，本格的な味わいになります。

材料（2人分）

- 牛肉のストック（10ページ）……………………100g
- 塩・コショウ…………少々
- オリーブ油（サラダ油）……適量

[ステーキソース]
- しょうゆ……………大さじ4
- 酢……………………大さじ1
- おろしにんにく………小さじ1
- とろみ剤……………適量

[付け合わせ]
- ブロッコリーのストック（14ページ）……………40g
- 人参のストック（14ページ）……………………40g
- じゃがいものストック（14ページ）……………60g

下準備

- 牛肉をレンジで1分加熱して解凍し，野菜類を半解凍する。それぞれ食べやすい大きさに切る。
- ステーキソースの材料を混ぜ合わせる。とろみ剤を加えてとろみ（8ページ，中間のとろみ）をつける。

作り方

1. 牛肉に塩，コショウをふり，16ページを参照してトースターで焼く。
2. 下準備した野菜類を皿に盛り，レンジで30秒加熱する。
3. 2の皿に肉を盛り付け，ソースをかける。

ポイント

- 塩，コショウの代わりに市販のシーズニングを使うと，風味よく仕上がります。おすすめは「SPICE&HERBシーズニング レモンペッパーチキン」（エスビー食品株式会社）です。
- ステーキソースは市販品を使ってもおいしく食べられます。

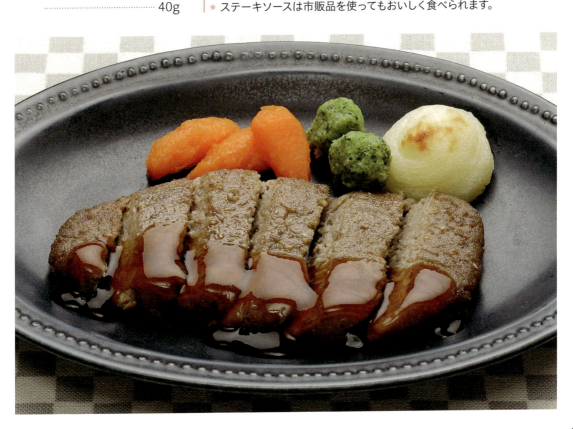

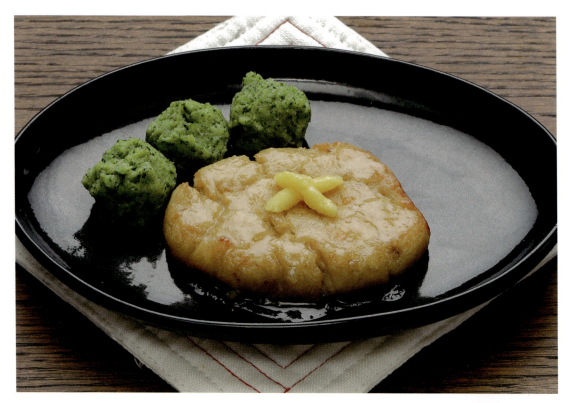

ローストチキン

③ 調理時間 約15分

バターとレモン汁のソースで食べる，あっさりしたおいしさ。
ソースを変えて，味のバリエーションを楽しんでも。

材料(2人分)

鶏肉のストック(10ページ)
....100g
塩・コショウ..................少々
オリーブ油(サラダ油)......適量
ブロッコリーのストック
(14ページ).................. 40g
[ソース]
バター.....................大さじ1
レモン汁.....................適量

下準備

- 鶏肉をレンジで30秒加熱して解凍し，ブロッコリーは半解凍する。それぞれ食べやすい大きさに切る。
- バターを溶かしてレモン汁と合わせ，ソースを作る。

作り方

1. 鶏肉に塩，コショウをふり，16ページを参照してトースターで焼く。
2. ブロッコリーを皿に盛り，レンジで30秒加熱する。
3. 2の皿に肉を盛り付け，ソースをかける。

ポイント

- 塩，コショウの代わりに市販のシーズニングを使うと，風味よく仕上がります。おすすめは「SPICE&HERBシーズニング レモンペッパーチキン」(ヱスビー食品株式会社)です。
- 材料のソースにしょうゆ，マスタード(それぞれ小さじ1)などを加えると，味のバリエーションが広がります。

タンドリーチキン

ヨーグルトとカレー粉のたれで作る、ほんのりスパイシーなひと皿。
市販品を使うと、より手軽に作れます。

材料（2人分）

- 鶏肉のストック(10ページ) ……………………… 100g
- オリーブ油(サラダ油) ……… 適量
- A
  - ヨーグルト(無糖) ……… 大さじ3
  - ケチャップ ……………… 大さじ1
  - カレー粉 ………………… 小さじ1
  - しょうゆ ………………… 小さじ1/2
- トマトのストック(14ページ) ……………………… 40g

下準備

- 鶏肉をレンジで30秒加熱して解凍し、トマトを半解凍する。それぞれ食べやすい大きさに切る。
- Aの材料を混ぜ合わせる。

ポイント

- 市販品のタンドリーチキンの素を使っても手軽に作れます。おすすめは「SPICE&HERBシーズニング タンドリーチキン」(ヱスビー食品株式会社)です。

作り方

1. 鶏肉にAを塗り、油をふりかけ、うすく焦げ目がつくまでトースターで焼く。
2. 下準備したトマトを皿に盛り、レンジで30秒加熱する。
3. 鶏肉を盛り付ける。

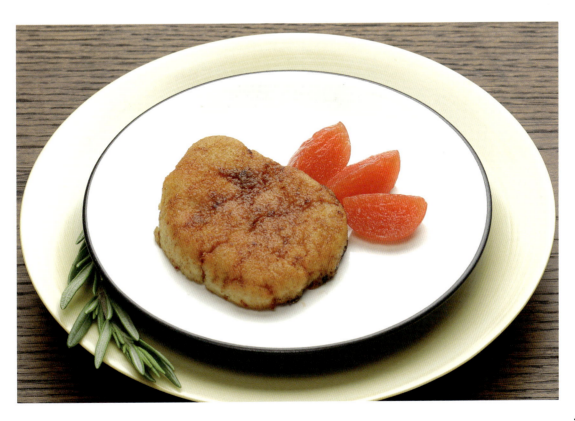

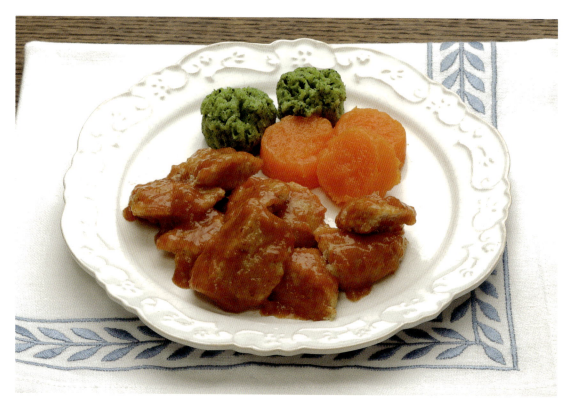

チキンチャップ

③ 調理時間 約15分

ケチャップベースながら、ごはんやおかゆにもよく合う洋風おかず。ソースもレンジで作るので、手間いらずです。

材料(2人分)

鶏肉のストック(10ページ)
　………………………100g
オリーブ油(サラダ油)………適量
[ソース]
玉ねぎのストック(14ページ)
　………………………100g
おろしにんにく……小さじ1/4
ケチャップ……………大さじ2
みりん…………………大さじ2
しょうゆ………………大さじ1
砂糖……………………小さじ1
オリーブ油(サラダ油)………適量

[付け合わせ]
ブロッコリーのストック
(14ページ)……………80g
人参のストック(14ページ)
　………………………40g

下準備

- 鶏肉をレンジで1分加熱して解凍し、野菜類は半解凍する。それぞれ食べやすい大きさに切る。
- ソースの材料を耐熱容器に入れて混ぜ、レンジで30秒加熱する。

作り方

1. 16ページを参照して鶏肉をトースターで焼く。
2. 下準備した野菜類を皿に盛り、レンジで30秒加熱する。
3. 1の皿に盛り、ソースをかける。

筑前煮

具材の多い筑前煮も，ストック素材を使うので簡単。
野菜がたくさんとれる，おすすめメニューです。

材料(2人分)

- 鶏肉のストック(10ページ) ……………… 100g
- 人参のストック(14ページ) ……………… 40g
- たけのこのストック(14ページ) ……………… 40g
- れんこんのストック(14ページ) ……………… 40g
- しいたけのストック(14ページ) ……………… 20g
- グリーンピースのストック(14ページ) ……………… 20g
- めんつゆ(市販品) ……………… 適量
- だし汁(水) ……………… 適量
- とろみ剤 ……………… 適量

下準備

- 鶏肉をレンジで1分加熱して解凍し，野菜類は半解凍する。それぞれ食べやすい大きさに切る。
- 商品の表示にしたがって，煮物用の濃さになるよう，めんつゆとだし汁の分量を調節する。とろみ剤を加えてとろみ(8ページ，中間のとろみ)をつける。

作り方

1. グリーンピース以外の具材を耐熱皿に入れ，全体の1/3が浸かるくらい，濃さを調節しためんつゆを加える。
2. ラップをかけて，レンジで1分加熱する。器に盛り，グリーンピースを飾る。

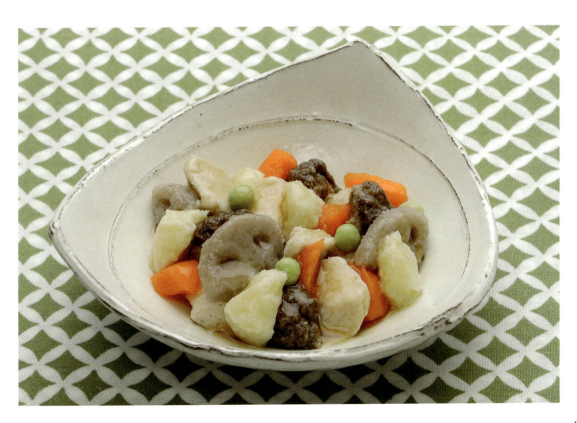

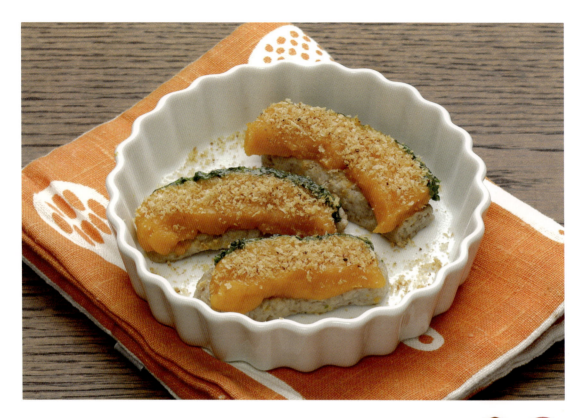

かぼちゃとひき肉の重ね焼き

かぼちゃの甘さとひき肉の旨みが引き立て合う, おしゃれな一品。
簡単なのに見映えも十分です。

材料(2人分)

- 豚肉のストック(10ページ) ……… 50g
- 牛肉のストック(10ページ) ……… 50g
- 玉ねぎのストック(14ページ) ……… 50g
- かぼちゃのストック(14ページ) ……… 100g
- 粉チーズ ……… 20g
- パン粉 ……… 20g
- オリーブ油(サラダ油) ……… 適量
- バター ……… 適量

下準備

- 野菜類を半解凍し, 玉ねぎはそのまま, かぼちゃは食べやすい大きさに6等分する(写真のようにかぼちゃの皮を裏ごしして飾りにしても)。
- 豚肉, 牛肉をレンジで1分加熱して解凍し, 玉ねぎとよく混ぜる。
- パン粉をフライパンで色づくまでから炒りし, ミキサーにかけて粉チーズと混ぜる。

作り方

1. 16ページを参照し, 下準備した肉をトースターで焼く。6等分する。
2. 耐熱皿にバターを塗り, 1の肉, かぼちゃの順に重ねる。6個作る。油をふりかけ, トースターで5分加熱する。

主菜

肉団子の甘酢あんかけ

3 調理時間 約10分

豆腐を混ぜたひき肉で作る，ボリューム満点のおかず。
市販の酢豚の素を絡めて，お手軽に。

材料(2人分)

A
- 豆腐のストック(13ページ) …… 100g
- 牛肉のストック(10ページ) … 50g
- 豚肉のストック(10ページ) … 50g
- 卵 …………………………… 1/2個
- 塩・コショウ …………………… 少々

酢豚の素(市販品) ……………… 適量
オリーブ油(サラダ油) …………… 適量
長ねぎのストック(14ページ) …………………………… 適量

下準備

● 牛肉，豚肉をレンジで1分加熱して解凍する。豆腐は自然解凍し，長ねぎは半解凍する。

作り方

1. Aを混ぜ合わせ，食べやすい大きさに丸める。16ページを参照し，油をふりかけてトースターで焼く。
2. 1に酢豚の素を絡め，皿に盛る。ラップをかけてレンジで30秒加熱し，上に長ねぎを飾る。

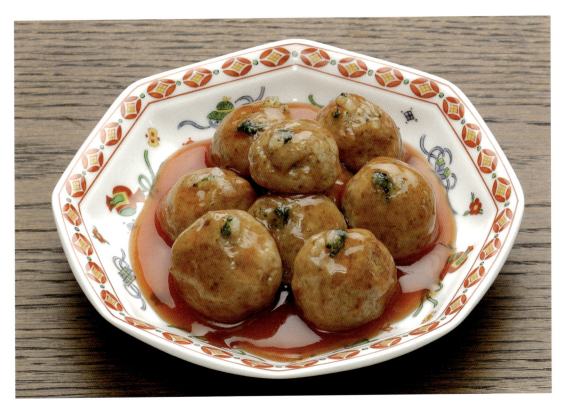

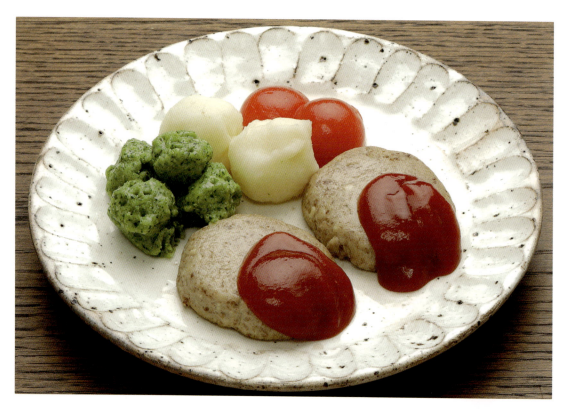

豆腐ハンバーグ

3 　調理時間 約15分

ひき肉に豆腐を混ぜて, 飲み込みやすいやわらかなハンバーグに。
ラップに包んで冷凍保存もできます。

材料(2人分)

A
- 豆腐のストック(13ページ) ……………… 100g
- 牛肉のストック(10ページ)… 50g
- 豚肉のストック(10ページ)… 50g
- パン粉 …………… 20g
- 卵 …………… 1個
- 塩・コショウ …………… 少々
- オリーブ油(サラダ油) …… 適量

[ソース]
- ケチャップ …………… 大さじ2
- 中濃ソース …………… 大さじ2

[付け合わせ]
- ブロッコリーのストック(14ページ) …………… 40g
- じゃがいものストック(14ページ) …………… 40g
- トマトのストック(14ページ)… 20g

下準備

- 肉をレンジで1分加熱して解凍する。豆腐は自然解凍する。野菜類は半解凍し, 食べやすい大きさに切る。
- ケチャップとソースを混ぜてレンジで20秒加熱し, ソースを作る。

作り方

1. Aを混ぜ合わせ, 4等分して小判型にまとめる。16ページを参照してトースターで焼く。
2. 野菜類を皿に盛り, レンジで1分加熱する。
3. 1を2の皿に盛り, ソースをかける。

ポイント

- ハンバーグは, 冷ました後でラップに包み, 冷凍保存もできます。
- 食べるときは, 前日に冷蔵室に移して自然解凍します。

まぐろの山かけ

忙しいときにもすぐに作れる簡単おかず。
山いもをかけて,たっぷり栄養もとれます。

3　調理時間 約10分

材料(2人分)

- マグロ(刺身用)……………100g
- 山いも……………………100g
- プチドリップ(95ページ)…小さじ1
- [たれ]
- 青のり……………………適量
- しょうゆ…………………小さじ2
- みりん……………………小さじ1

下準備

- マグロはスジが残らないよう細かく刻み,一口大ずつにまとめる。
- 青のりはすり鉢で細かくすっておく。

作り方

1. しょうゆとみりんを混ぜてたれを作り,下準備したマグロにかける。
2. 山いもをすりおろし,プチドリップを加えてよく混ぜる。1の上にかけ,青のりをふる。

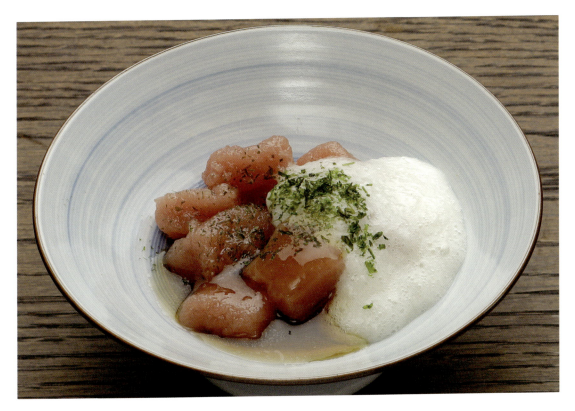

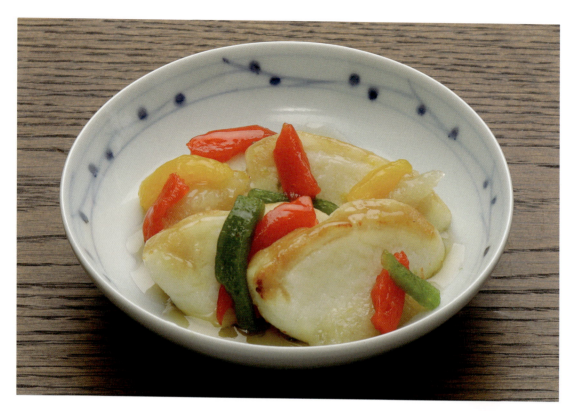

白身魚の南蛮漬け

3 調理時間 約15分

魚と野菜が一緒に食べられて、栄養バランスも満点。
刺身用の魚を使うと、扱いやすいのでおすすめです。

材料(2人分)

白身魚のストック(11ページ)
……………………………100g
オリーブ油(サラダ油)………適量
玉ねぎのストック(14ページ)
……………………………100g
ピーマンのストック(14ページ)
……………………………20g
パプリカのストック(14ページ)
……………………………40g

A
- 水……………………50cc
- 酢……………………50cc
- 砂糖………………大さじ2
- 塩……………………少々
- しょうゆ……………大さじ1
- みりん………………小さじ2
- プチドリップ(95ページ)…小さじ2

下準備

- 魚をレンジで30秒加熱して解凍し、野菜類は半解凍する。それぞれ食べやすい大きさに切る。

作り方

1. 16ページを参照し、魚をトースターで焼く。
2. 1の魚と野菜類を耐熱皿に盛り、ラップをかけてレンジで1分加熱する。
3. Aを鍋に入れてひと煮立ちさせ、プチドリップを混ぜてたれを作る。2の上にかける。

いわしの梅干煮

いわしの旨みと梅の酸味が溶け合った，定番の魚料理。
ねり梅を使って，手間いらずのレシピです。

材料(2人分)

- A
  - いわしのストック(11ページ) ……… 100g
  - ねり梅(市販品) ……… 小さじ2
  - しょうが汁 ……… 小さじ1
  - 水 ……… 150cc
  - 酒 ……… 50cc
  - しょうゆ ……… 大さじ1
  - みりん ……… 大さじ2
- プチドリップ(95ページ) ……… 大さじ1
- B
  - ねり梅 ……… 適量
  - プチドリップ ……… 適量

下準備

- いわしをレンジで1分加熱して解凍し，食べやすい大きさに切る。
- Bを混ぜ，梅干し大に丸める。

作り方

1. Aを鍋に入れて混ぜ合わせ，火にかける。プチドリップを加えて混ぜる。
2. 耐熱皿に下準備したいわしを盛り，1を全体の1/3が浸かるくらいまで加える。ラップをかけ，レンジで1分加熱する。
3. 1の残りをかける。丸めたBを添える。

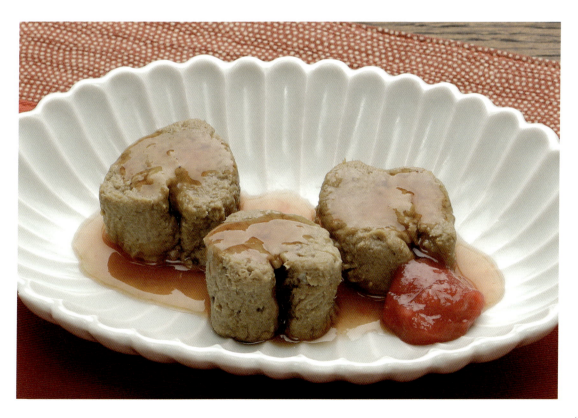

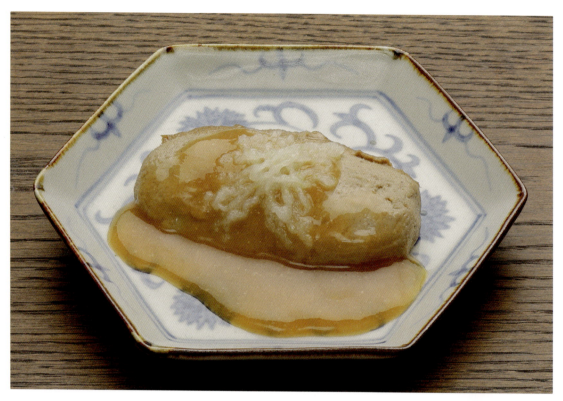

さばのみそ煮

③ 調理時間 約10分

缶詰を使って手軽に作る,家庭料理の人気メニュー。
しょうが汁を加えて,さっぱりとした味わいに。

材料(2人分)

- さばのみそ煮缶のストック
  (11ページ)……………100g
- 缶詰の汁………………100cc
- しょうが汁……………小さじ2
- プチドリップ(95ページ)…大さじ1
- 長ねぎのストック(14ページ)
  ……………………………適量

下準備

- さばをレンジで1分加熱して解凍し,食べやすい大きさに切る。
- 長ねぎは自然解凍する。

作り方

1. 缶詰の汁,しょうが汁を鍋に入れてひと煮立ちさせ,プチドリップを混ぜる。
2. 下準備したさばを耐熱皿に盛り,1を全体の1/3が浸かるくらいまで加えてラップをかけ,レンジで1分加熱する。
3. 1の残りをかけ,長ねぎを飾る。

ポイント

- さばのみそ煮缶を使ってストック素材を作るときは,缶詰の汁を捨てないように注意してください。

主菜

鮭のワイン蒸し

3 調理時間 約10分

見た目もおしゃれな洋風のひと皿。
レモンとハーブの香りが食欲をそそります。

材料(2人分)

- 鮭のストック(11ページ)…100g
- ハーブミックス(市販品,あれば) …………………… 少々
- レモン汁 …………………… 適量
- トマトのストック(14ページ)…50g
- キャベツのストック(14ページ) …………………… 60g
- 白ワイン …………………… 30cc
- レモン汁 …………………… 適量
- とろみ剤 …………………… 適量
- 乾燥パセリ …………………… 適量

下準備

- 鮭をレンジで30秒加熱して解凍し、食べやすい大きさに切る。ハーブミックス、レモン汁をふりかける。
- トマトとキャベツを半解凍し、食べやすい大きさに切る。
- レモン汁にとろみ剤を混ぜ、とろみ(8ページ,中間のとろみ)をつける。

作り方

1. 耐熱皿にキャベツを敷いて鮭をのせ、白ワインをふりかける。ラップをかけてレンジで1分加熱する。
2. とろみをつけたレモン汁とトマトをのせ、パセリをふる。

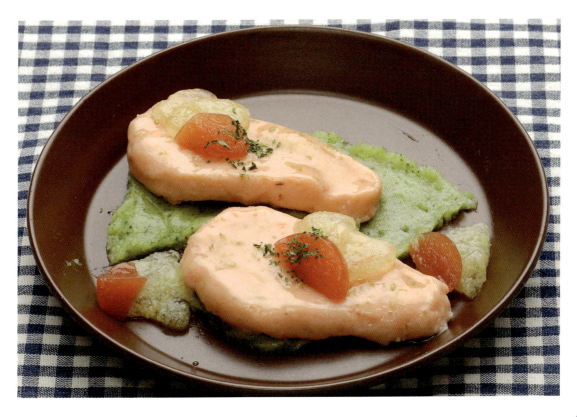

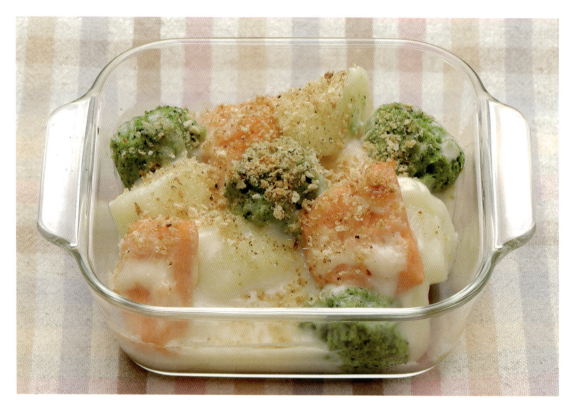

鮭のグラタン

③ 調理時間 約15分

市販のホワイトソースを使って、クリーミーに仕上げます。
彩りもよく、目にもおいしいひと皿です。

材料(2人分)

鮭のストック(11ページ)…100g
ブロッコリーのストック
(14ページ)………………60g
じゃがいものストック(14ページ)
……………………………40g
ホワイトソース(市販品)…100g
パン粉………………………適量
粉チーズ……………………少々

下準備

- 鮭をレンジで1分加熱して解凍し、野菜類は半解凍する。それぞれ食べやすい大きさに切る。
- ホワイトソースを温めておく。
- パン粉をミキサーで細かく砕く(写真)。

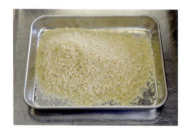

作り方

1. 耐熱皿に鮭、ブロッコリー、じゃがいもを盛り付け、ホワイトソースをかけて粉チーズをふる。
2. パン粉をかけて、トースターで焼き色がつく程度に焼く。

ポイント

- ホワイトソースは、市販のクリームシチューの素で代用できます。
- ミキサーにかけたパン粉は、ラップで包みジッパー付き保存袋で冷凍保存できます。

鮭とかぼちゃのクリーム煮

③ 調理時間 約20分

鮭と野菜をホワイトソースでより飲み込みやすく。
かぼちゃの代わりにじゃがいもで作るのもおすすめです。

材料(2人分)

- 鮭のストック(11ページ)…100g
- かぼちゃのストック(14ページ) …………………………100g
- ブロッコリーのストック (14ページ)……………60g
- 人参のストック(14ページ) ………………………… 40g
- ホワイトソース(市販品)…100g
- 牛乳……………………適量
- プチドリップ(95ページ)…適量

下準備

- 鮭をレンジで1分加熱して解凍し,野菜類は半解凍する。それぞれ食べやすい大きさに切る。
- 鍋にホワイトソースを入れて牛乳でのばし(8ページ,中間のとろみくらいの濃さが目安),温めておく。プチドリップを加えて混ぜる。

作り方

1. 耐熱皿に鮭と野菜類を盛り,ホワイトソースをかける。
2. ラップをかけてレンジで1分加熱する。

ポイント

- ホワイトソースの代わりに,クリームシチューの素やコーンスープを使っても,おいしく作れます。

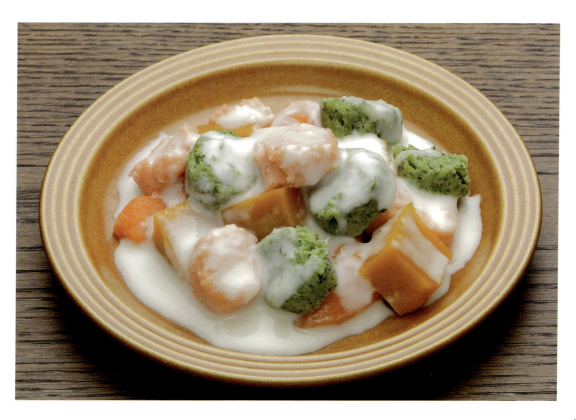

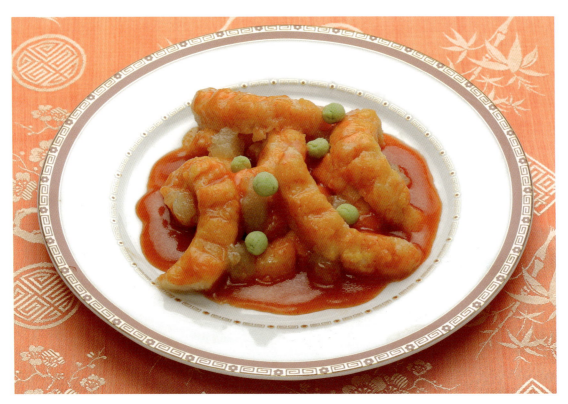

エビチリ

③ 調理時間 約20分

エビのストックを使えば、エビチリも飲み込みやすく仕上がります。
グリーンピースを飾って、彩りもプラスして。

材料(2人分)

- エビのストック(12ページ) ……… 2尾分
- 片栗粉 ……… 適量
- ごま油 ……… 適量
- 玉ねぎのストック(14ページ) ……… 適量
- グリーンピースのストック(14ページ) ……… 適量
- エビチリの素(市販品) ……… 適量

下準備

- エビはレンジで30秒加熱して半解凍する。1.5cm幅に切り、大きめのアルミカップに並べておく。
- 野菜類は自然解凍する。
- 耐熱容器に玉ねぎとエビチリの素を入れて混ぜ、レンジで30秒加熱する。

作り方

1. エビに片栗粉を茶こしでうすくふりかけ、スプーンでごま油を回しかける。16ページを参照してトースターで2分ほど焼き、皿に盛り付ける。
2. 下準備したエビチリの素を1にかけ、グリーンピースを飾る。

主菜

エビとキャベツのミルフィーユ仕立て ③

調理時間 約20分

エビとキャベツを5層に重ねて、見た目も華やかなフレンチメニューに。
コンソメあんをかけて、やさしい味わいです。

材料(2人分)

- エビのストック(12ページ) ……………… 2尾分
- キャベツのストック(14ページ) ……………… 100g
- 人参のストック(14ページ)…適量
- ゆで卵の黄身……………適量

[コンソメあん]
- 水……………………100cc
- コンソメ(顆粒)……………2g
- プチドリップ(95ページ)……2g

下準備

- エビはレンジで30秒加熱して半解凍する。
- キャベツを半解凍し、エビの大きさにそろえて切る(写真❶)。3枚用意する。
- 水、コンソメ、プチドリップを混ぜて火にかけ、コンソメあんを作る。
- 人参を自然解凍し、飾り用に好きな形に切る。
- ゆで卵の黄身を裏ごしする。

作り方

1. 下準備したキャベツ、エビを順に5層に重ね(写真❷)、半分に切り、器に盛り付ける。
2. ラップをふんわりとかけ、レンジで1分加熱する。
3. ❷にコンソメあんをかけ、人参、黄身を飾る。

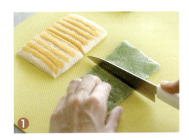
❶

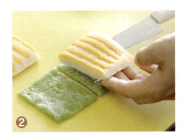
❷

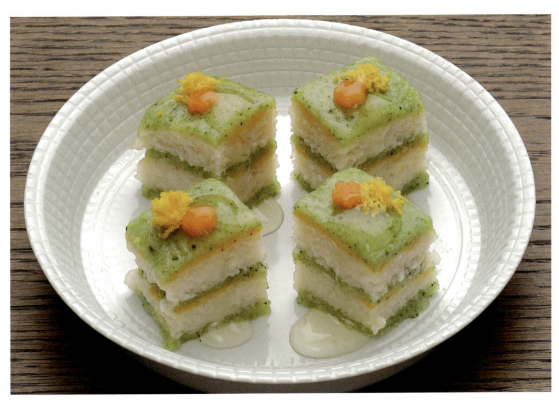

column

嚥下食の冷凍保存の方法

嚥下食のストック素材を作ったら，冷凍保存しておくと
毎日の食事の支度がラクになります。
ほんの少しの手間で，おいしさと栄養を残しながら冷凍することができます。
コツや注意点については，92〜93ページでくわしく説明しています。

基本的な冷凍保存の方法

1. 食材をペースト状にする
2. 食材を加工して冷ます
3. ラップの上にうすく伸ばして包む
4. ラップの上からさらにアルミホイルで包む
5. 冷凍室にアルミトレーを置いて，その上に4を置き，その上にさらに保冷剤をのせる
6. 冷凍室に一晩入れて冷凍する
7. アルミホイルを外してジッパー付き保存袋に入れ，空気を抜きながら密閉する（真空状態がベスト）

さらにスピードアップ

- ジッパー付き保存袋にアルコール度数25度以上のお酒を入れ，冷凍室で冷やしたものを使うと，さらにすばやく冷凍できます。
- アルミトレーの上に，ラップで一重に包んだ食品を置き，アルコールの袋を隙間なくのせる。これだけで，食品が冷えるスピードがぐんとアップします。
- アルコール度数が25度以上のものなら家庭用冷蔵庫では凍らないので，食品にぴったりと重ねることができます。

解凍のポイント

- 前日に冷蔵室に移して自然解凍すると，きれいに解凍できます。
- 時間がないときは，レンジで1分くらい加熱して解凍してください。
- 野菜のストック（14〜15ページ）は，常温で半解凍すると扱いやすいです。

副菜

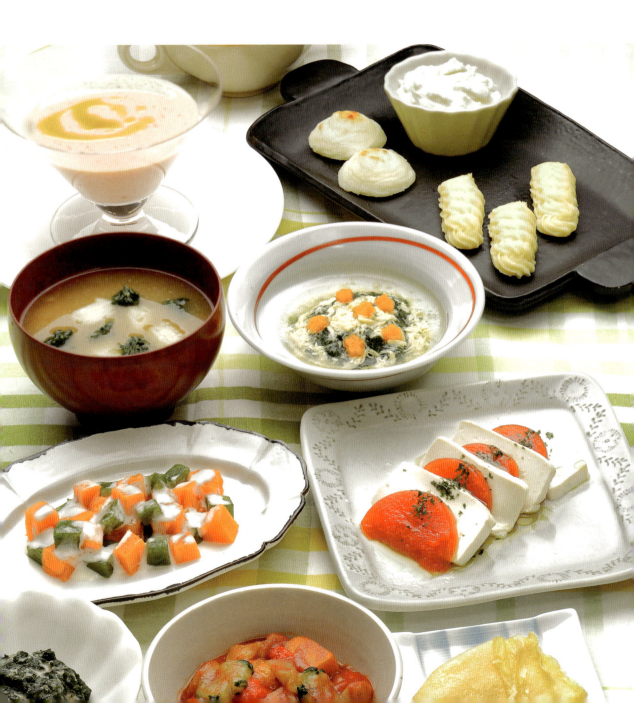

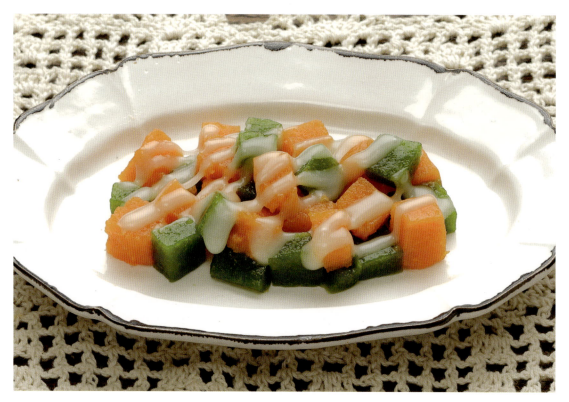

野菜サラダ

野菜ジュースや青汁を固めた，口溶けのよいサラダ。
和風ドレッシングをかければ，和え物にも。

材料（作りやすい分量）

- 好みの野菜ジュースまたは青汁 ……………… 100cc
- 野菜のストックAの粉(14ページ)
  ……………………… 小さじ4
- ［ソース］
- 好みのドレッシング(市販品)
  ……………………… 大さじ1
- プチドリップ(95ページ)…少々

作り方

1. 耐熱容器に野菜ジュースとAの粉を入れて混ぜる。
2. レンジで30秒加熱して，さらによく混ぜる。2回くり返す。
3. 粗熱をとり，バットに流して冷凍庫で冷やし固める。
4. 凍ったまま一口大に切り，自然解凍する。プチドリップでとろみをつけたドレッシングをかける。

ポイント

- 野菜ジュースは数種類を使うと，味や見た目に変化がつきます。
- 解凍するときは，前日に冷蔵室に移しておくとやわらかく口溶けがよくなります。
- Aの粉の量で嚥下レベルが調整できます。
- 固まりにくい場合は，Aの粉を追加して加熱してください。

ツナサラダ

副菜

調理時間 約5分

ツナ，きゅうり，トマトで作るシンプルサラダ。
和えるだけですぐに食べられます。

材料(2人分)

- ツナのストック(11ページ)…100g
- きゅうりのストック(14ページ)
  ……………………………… 40g
- トマトのストック(14ページ)
  ……………………………… 40g
- A
  - マヨネーズ………………… 20g
  - 和風ドレッシング(市販品)…適量
- コショウ………………… 少々

作り方

1. ツナをレンジで1分加熱して解凍し，野菜類は半解凍する。それぞれ食べやすい大きさに切る。
2. 1にコショウをふり，Aでざっくりと和え，皿に盛る。

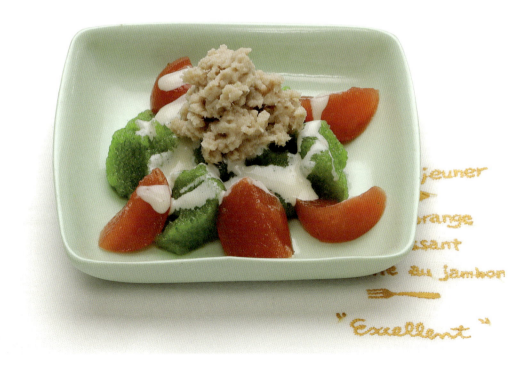

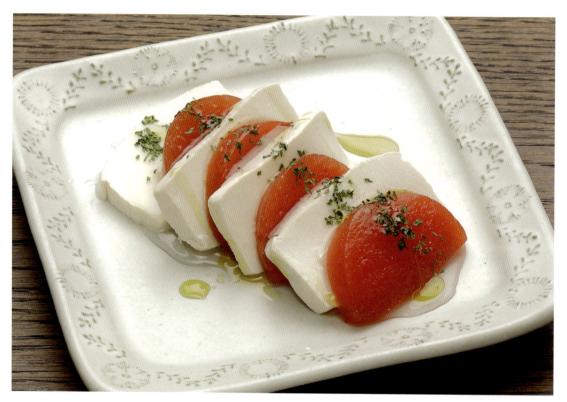

トマトのカプレーゼ

赤と白のコントラストがきれいな、よそゆきのひと皿。
切って盛り付けるだけで、さっと作れます。

材料(2人分)

豆腐のストック(13ページ)
　　　　　　　　　…………100g
トマトのストック(14ページ)
　　　　　　　　　…………100g
ドレッシング(市販品) ……適量
オリーブ油 ………………適量
乾燥パセリ ………………適量

下準備

- トマトを冷凍のまま1cmの輪切りにする。
- 豆腐を自然解凍し、厚さ1cm×長さ3cmくらいの正方形に切る。

作り方

1. 器にトマトと豆腐を交互に盛り、ドレッシングとオリーブ油をかける。
2. 乾燥パセリを細かく砕いてふりかける。

ポイント

- トマトと一緒に豆腐を食べると、飲み込みやすくなります。

副菜

ラタトゥイユ

調理時間 約15分

旬の夏野菜で作りたい、トマトベースの煮込み料理。
野菜の旨みがたっぷりです。

材料（2人分）

- パプリカのストック(14ページ) ……100g
- ズッキーニまたはかぼちゃのストック(14ページ) ……100g
- なすのストック(14ページ)…50g

[煮込み用ソース]
- トマトのストック(14ページ) ……100g
- おろしにんにく…………20g
- 玉ねぎのストック(14ページ) ……50g
- オリーブ油(サラダ油)…大さじ1
- 塩………………………少々

下準備

- 野菜類を半解凍し、一口大に切る。

作り方

1. 煮込み用ソースを作る。フライパンに油を熱してにんにくを炒め、玉ねぎを加えてさらに炒める。
2. トマトを加え、少し水分が残る程度に煮詰めて、塩で味を調える。
3. 耐熱皿にパプリカ、ズッキーニ、なすを入れ、2をかける。ラップをかけてレンジで30秒加熱する。

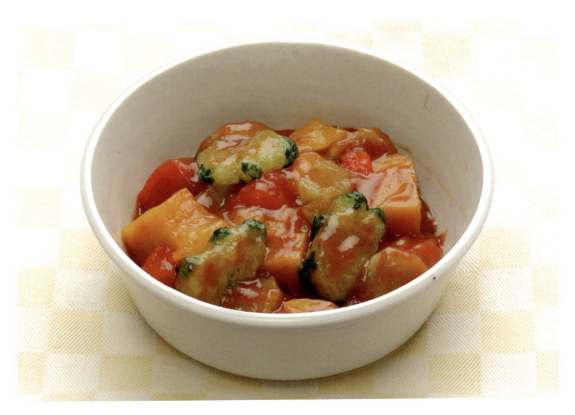

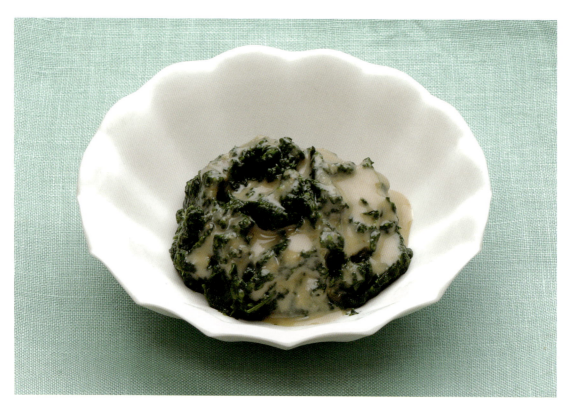

ほうれん草のごま和え

調理時間
約5分

ストック素材にごまだれをかけるだけの，簡単レシピ。
嚥下レベルの高い方は，すりごまをかけるのもおすすめです。

材料(2人分)

ほうれん草のストック(14ページ)
　　　　　　　　　　　100g
ごまだれ(市販品)……大さじ1
とろみ剤…………………適量

作り方

1. ほうれん草を半解凍し，一口大に切る。
2. ごまだれにとろみ剤でとろみ(8ページ，中間のとろみ)をつけ，1と合わせる。

ポイント

- ごまだれに粒がある場合は，裏ごししてください。

副菜

ほうれん草の卵とじ

3 調理時間 約10分

だし汁に浮かべて作る、ふわふわ卵がポイント。
ふんわりやさしいおいしさです。

材料（2人分）

- ほうれん草のストック(14ページ) ……………………… 100g
- 人参のストック(14ページ) ……………………… 40g
- A
  - 溶き卵 ……………… 2個分
  - だし汁 ……………… 大さじ2
  - プチドリップ(95ページ)… 小さじ2
  - コーンスターチ(片栗粉) ……………………… 小さじ1
- だし汁 ……………… 200cc
- しょうゆ …………… 小さじ1
- 塩 …………………… 少々
- とろみ剤 …………… 適量

下準備

- Aをよく混ぜ、とろみが安定するまで10分ほどおく。
- 野菜類は半解凍し、一口大に切る。
- だし汁にしょうゆと塩を加え、味を調える。

作り方

1. 鍋に下準備しただし汁を煮立たせ、Aを少しずつ加えてふわふわ卵を作る（写真）。

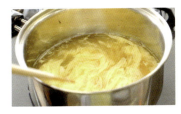

2. 器に野菜を盛り付け、1の卵をアミですくってかける。
3. 1のだし汁にとろみ剤でとろみ（8ページ、中間のとろみ）をつけ、大さじ1くらいの分量をかける。

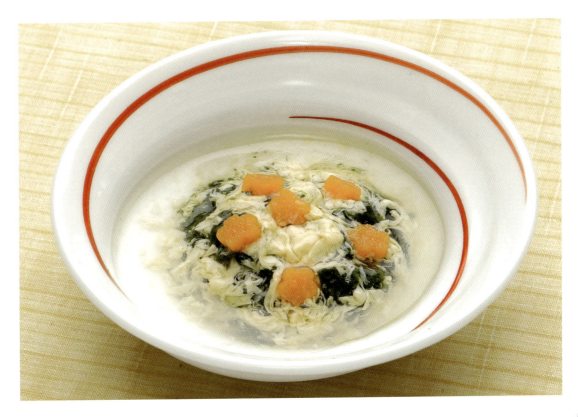

じゃがいもの付け合わせ

マッシュポテトにバターや卵を加えて,バリエーションをつけて。
その日の気分で作り分けてください。

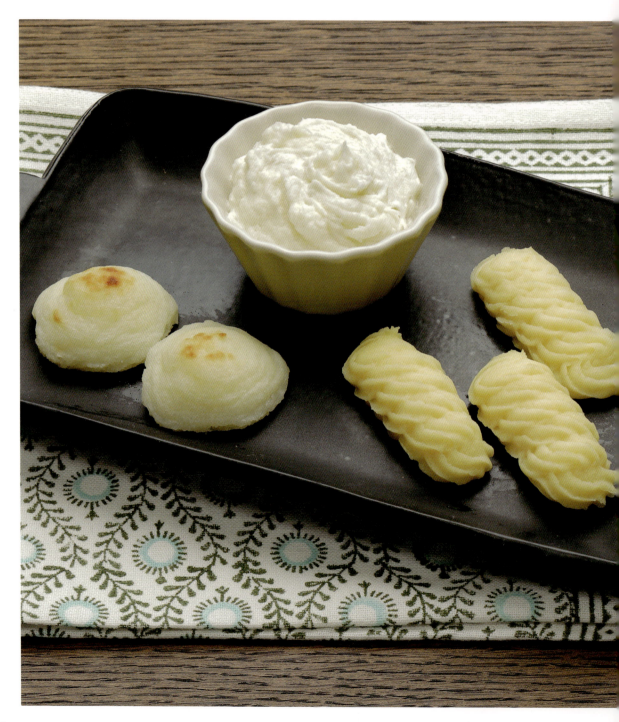

副菜

マッシュポテト（写真上） 調理時間約10分

材料（2人分）
- じゃがいものストック（14ページ）……100g
- バター……20g
- 牛乳……適量
- 塩・コショウ……少々

作り方
1. じゃがいもをレンジで1分加熱する。
2. 熱いうちにバターを混ぜ，牛乳を少しずつ加えながらさらに混ぜる。しゃもじですくって，ゆっくり落ちるくらいの固さに調整する。
3. 塩，コショウで味を調える。

じゃがバター（写真左） 調理時間約10分

材料
- マッシュポテト……100g
- バター……適量

作り方
1. アルミホイルにバターを塗り，マッシュポテトをのせて上にバターを塗る。
2. 予熱したトースターで，少し焼き色がつくまで焼く。

デュセスポテト（写真右） 調理時間約10分

材料（2人分）
- マッシュポテト……100g
- 卵……1個

作り方
1. マッシュポテトに卵を加え，丁寧によく混ぜる。
2. 絞り袋に金口をつけて1を詰め，クッキングシートを敷いた天板に形よく絞り出す。
3. 予熱したトースターで，少し焼き色がつくまで焼く。

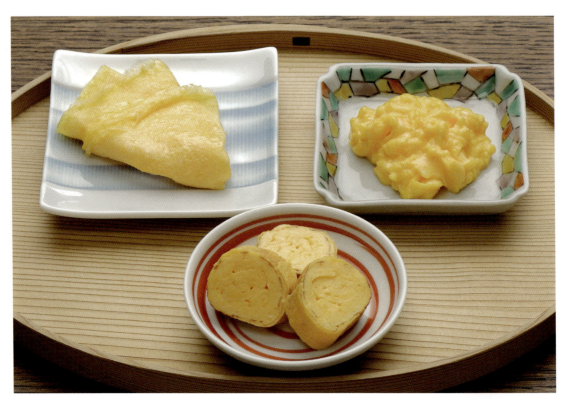

卵の付け合わせ

溶き卵にプチドリップを混ぜれば、卵料理も飲み込みやすくなります。
好みに合わせて炒り卵、うす焼き卵、卵焼きに仕上げて。

材料(2人分)

A
- 溶き卵 ················ 2個分
- だし汁 ················ 大さじ2
- プチドリップ(95ページ)··· 小さじ2
- コーンスターチ(片栗粉)
   ···················· 大さじ1
- オリーブ油(バター) ····· 大さじ2

作り方

1. Aを混ぜ合わせ、とろみが安定するまで10分ほどおく。
2. フライパンに油を熱し、1を流して焼く。好みに合わせて、炒り卵、うす焼き卵、卵焼きに仕上げる。

ポイント

- だし汁を牛乳に代えると、洋風になります。
- とろみが安定したほうが、型くずれしにくくなります。
- 固くなった場合は裏ごししてください。

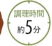

里いものごまみそ和え

飲み込みやすい里いもは，嚥下食の心強い味方。
ごまとみそを合わせた甘辛いたれが，あとを引きます。

材料(2人分)

里いものストック(14ページ)
……………………100g

[たれ]
ごまだれ(市販品)……… 大さじ1
みそ……………………… 大さじ1/2
しょうゆ………………… 小さじ1
砂糖……………………… 小さじ1

作り方

1. 里いもを半解凍し，食べやすい大きさに切る。器に盛る。
2. たれの材料を混ぜ合わせる。1の里いもにかけ，ラップをかけてレンジで1分加熱する。

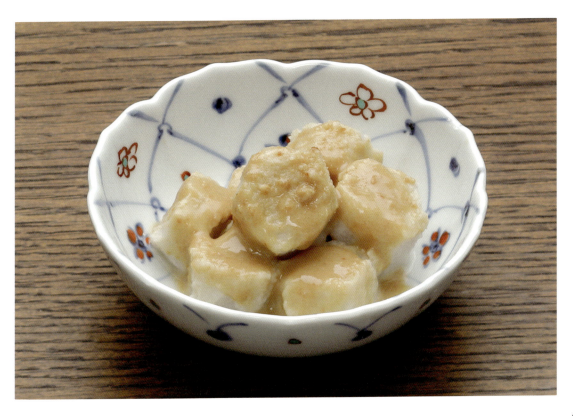

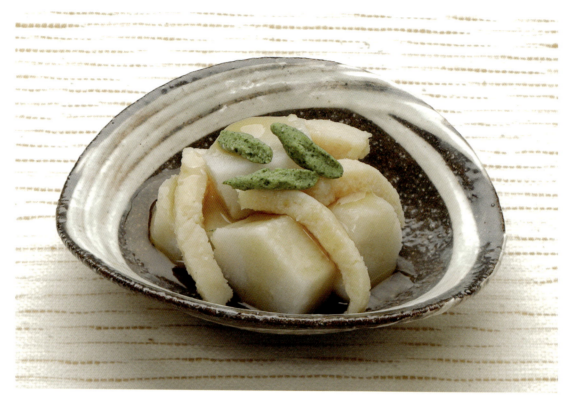

里いもとイカの煮物

 調理時間 約15分

食べづらいイカも，はんぺんと合わせてペースト状にすればやわらかくふわふわに。
冷凍保存もできるので，ストックすると便利です。

材料(2人分)

里いものストック(14ページ)
　　　　　　　　　　　…… 100g
イカ …………………… 100g
はんぺん ……………… 50g
プチドリップ(95ページ)… 小さじ1
A　だし汁 ………………… 200cc
　　しょうゆ …………… 大さじ1½
　　みりん ……………… 大さじ2
　　酒 …………………… 大さじ2
　　プチドリップ ……… 大さじ1
いんげん豆のストック(14ページ)
　　　　　　　　　　　…… 適量

下準備

- [イカのストック] イカをやわらかくゆでて水分を切る。はんぺん，プチドリップとともにフードプロセッサーにかけて，ペースト状にする。食べやすい大きさに切る。
- 野菜類を半解凍する。里いもは食べやすい大きさに切る。
- Aは混ぜ合わせる。

作り方

1. 耐熱皿に下準備した里いもとイカを盛り，Aをかける。
2. ラップをかけてレンジで1分加熱する。いんげん豆を飾る。

> ポイント
> - 下準備したイカは，ラップに包み，ジッパー付き保存袋に入れて冷凍保存できます。

副菜

豚汁

3 調理時間 約10分

寒い季節にぴったりの, 体が温まるメニュー。
野菜もたくさん入って, 食物繊維がたっぷりとれます。

材料(2人分)

基本のみそ汁(66ページ)
……………………2人分
[具材]
豚肉のストック(10ページ)…50g
大根のストック(14ページ)…50g
里いものストック(14ページ)
……………………50g
人参のストック(14ページ)
……………………20g
ごぼうのストック(14ページ)
……………………20g
長ねぎのストック(14ページ)
……………………適量

下準備

- 豚肉はレンジで1分加熱して解凍し, 野菜類は半解凍する。それぞれ一口大に切る。
- 66ページを参照し, 基本のみそ汁を作っておく。

作り方

1. 具材を椀(レンジ対応のもの)に入れてラップをかけ, レンジでさらに1分加熱する。
2. みそ汁を1に注ぐ。上に長ねぎを飾る。

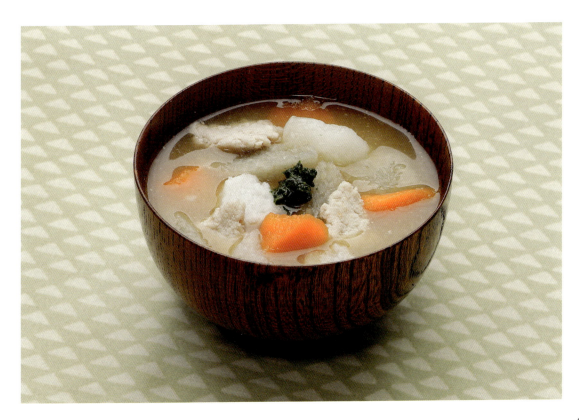

みそ汁

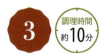

野菜のストック素材を具材にした、とろみのあるみそ汁。
好みのみそを使って、家庭の味に仕上げて。

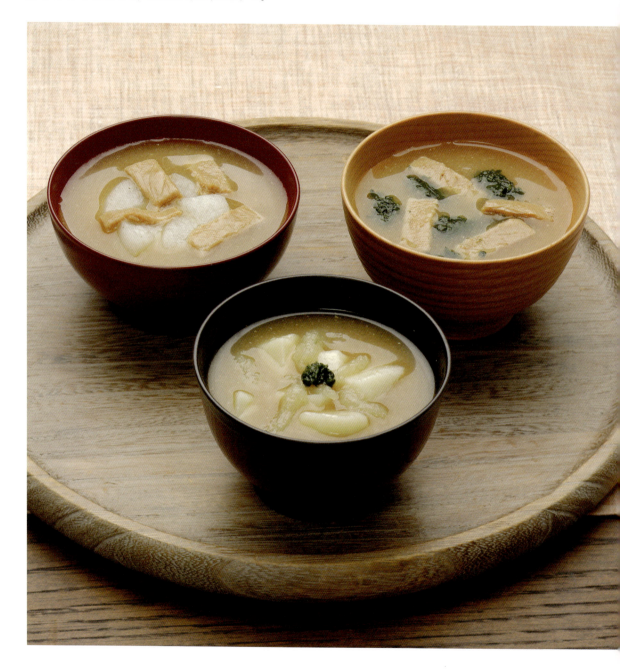

副菜

基本のみそ汁

材料(2人分)

みそ	大さじ2
だし汁	200cc
とろみ剤	適量

作り方

1. 鍋にだし汁を入れて火にかけ，みそを溶かす。とろみ剤を加えてとろみ(8ページ，中間のとろみ)をつける。

具材［油揚げのストック］

材料(作りやすい分量)

味付き油揚げ(市販品)	2枚(60g)
おからパウダー	小さじ1
酵豆粉(あれば，95ページ)	小さじ1
野菜のストックAの粉(14ページ)	小さじ2

作り方

1. 油揚げ，おからパウダー，酵豆粉をフードプロセッサーにかけ，ペースト状にする。
2. 耐熱容器に1とAの粉を入れて混ぜ，レンジで30秒加熱する。これを2回くり返す。
3. 粗熱を取り，ラップにうすくのばす。冷凍庫で冷やし固める。

ポイント

- 油揚げはとろみ剤が入っているため，熱湯で溶けやすくなっています。大きめに切るのがおすすめです。

じゃがいものみそ汁

材料(2人分)

じゃがいものストック(14ページ)	30g
玉ねぎのストック(14ページ)	10g
長ねぎのストック(14ページ)	適量
油揚げのストック	10g

大根のみそ汁

材料(2人分)

大根のストック(14ページ)	30g
油揚げのストック	10g

ほうれん草のみそ汁

材料(2人分)

ほうれんの草ストック(14ページ)	30g
油揚げのストック	10g

作り方

1. 具材を半解凍し，それぞれ一口大に切る。
2. 椀(レンジ対応のもの)に入れてラップをかけ，レンジで30秒加熱する。
3. 基本のみそ汁を注ぐ。

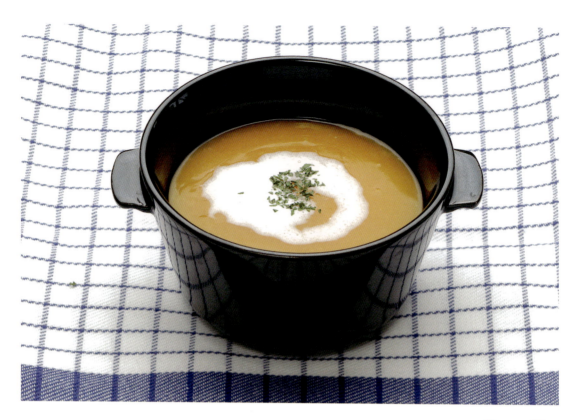

かぼちゃのスープ

調理時間 約5分

鮮やかな黄色が食欲をそそります。
バターを加えてこっくりとした味わいに。

材料(2人分)

- かぼちゃのストック(14ページ) ……… 100g
- バター ……… 20g
- 塩・コショウ ……… 適量
- ポタージュスープの素(市販品) ……… 2袋
- 水 ……… 200cc
- 牛乳 ……… 100cc
- とろみ剤 ……… 適量
- コーヒーフレッシュ ……… 2個
- 乾燥パセリ ……… 少々

作り方

1. かぼちゃ，スープの素と水を鍋に入れて，粉が溶けるまでよく混ぜ火にかける。
2. 牛乳を少しずつ加えて混ぜる。バターを加え，塩，コショウで味を調える。
3. とろみ剤を加えてとろみ(8ページ，中間のとろみ)をつけ，器に注ぐ。コーヒーフレッシュをかけ，細かく砕いたパセリをふる。

副菜

オニオンスープ

2-1　調理時間 約10分

玉ねぎの旨みがきわだつ、シンプルな味わい。
洋風の献立にぜひどうぞ。

材料(2人分)

- 玉ねぎのストック(14ページ) ……200g
- おろしにんにく……… 5g
- コンソメ(顆粒)……… 小さじ1
- 水……… 300cc
- 塩・コショウ……… 少々
- オリーブ油(サラダ油)……適量
- とろみ剤……… 適量

作り方

1. 鍋に油を熱し、にんにくを中火で炒める。
2. 香りが立ってきたら玉ねぎを凍ったまま入れ、あめ色になるまで炒める。
3. 水とコンソメを加えて煮込み、塩、コショウで味を調える。とろみ剤を加え、とろみ(8ページ、中間のとろみ)をつける。

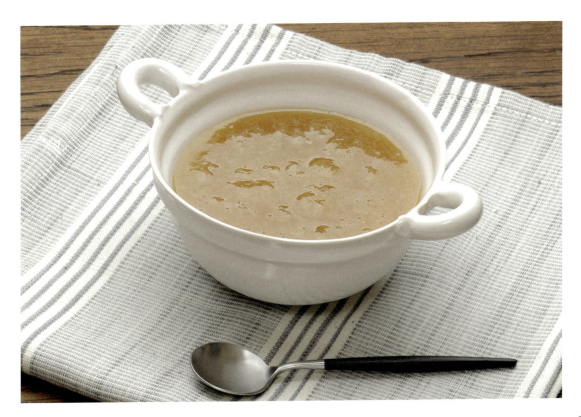

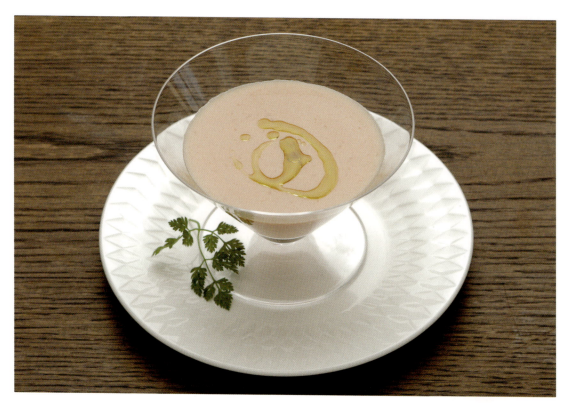

豆乳とトマトの冷製スープ

暑い季節におすすめの,やわらかな色合いの洋風スープ。
混ぜてとろみをつけるだけ,5分で作れます。

材料(2人分)

- 豆乳(成分無調整)............200cc
- トマトジュース(食塩・砂糖無添加のもの)............200cc
- コンソメ(顆粒)........小さじ1½
- 湯............................100cc
- とろみ剤.......................適量
- オリーブ油.....................適量

作り方

1. コンソメを分量の湯で溶く。
2. 豆乳,トマトジュースを加えてよく混ぜ,とろみ剤でとろみ(8ページ,中間のとろみ)をつける。食べる前にオリーブ油をかける。

デザート・飲みもの

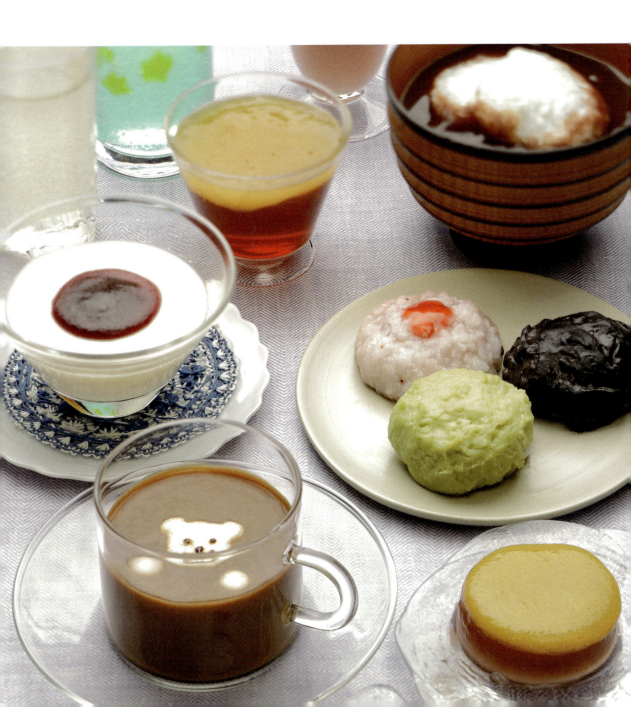

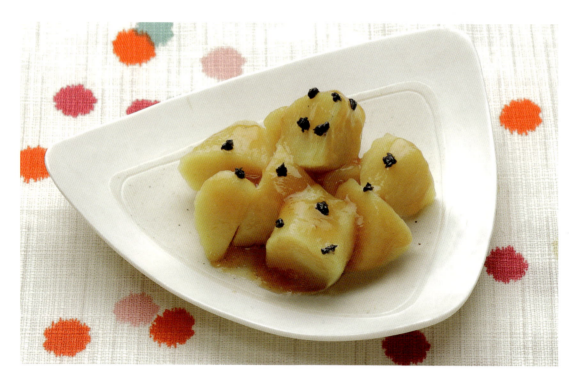

大学いも

調理時間 約10分

さつまいもにマシュマロを混ぜると，口溶けのよい嚥下食になります。黒ごまペーストでアクセントをつけて。

材料(2人分)

- さつまいも……………100g
- マシュマロ……………10g
- [たれ]
- A
  - しょうゆ……………小さじ1
  - 砂糖……………15g
  - 水……………20cc
  - みりん……………小さじ2
  - プチドリップ(95ページ)…小さじ1
- 黒ごまペースト(市販品)…適量
- 水……………適量

下準備

- マシュマロを耐熱容器に入れ，レンジで30秒加熱する。
- 鍋にAの材料を入れて混ぜる。弱火にかけて少し煮詰め，冷ましておく。
- 黒ごまペーストが固い場合は水でのばしておく。

作り方

1. さつまいもを洗って皮付きのままラップで包み，レンジで5分加熱する。熱いうちに皮をむく。
2. 1とマシュマロをフードプロセッサーに入れ，均一になるまで混ぜる。
3. ラップの上に2を置いて，直径2cmの棒状にまとめる。ラップできっちり包み，冷蔵庫で30分寝かせる。表面が冷めたら，一口大の乱切りにする(写真)。

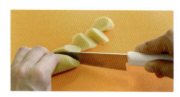

4. たれにプチドリップを溶かす。3をひとつずつ絡め，黒ごまペーストを飾る。

ポイント

- 3をラップに包み，ジッパー付き保存袋に入れて冷凍保存もできます。解凍する場合は，レンジで1分加熱します。

デザート・飲みもの

いもようかん

2-1 調理時間 約15分

毎日食べたくなる，素朴な味。
ラム酒を使うとほのかな香りがついて，ひと味ちがう仕上がりになります。

材料（14×10×4.5cmの容器1個分）

- さつまいも……………200g
- 黒みつ（市販品）………15g
- ラム酒（あれば）………1g
- 水………………………180cc
- 粉寒天…………………1g

作り方

1. さつまいもをやわらかく蒸し，熱いうちにつぶす。黒みつ，ラム酒を加えてよく混ぜる。
2. 鍋に水，粉寒天を入れて混ぜ，沸騰させる。
3. **1**のさつまいもに**2**を加えて混ぜる。こしながら鍋に移し，3〜5分練る。
4. 型に流し入れて冷蔵庫で30分，冷やし固める。

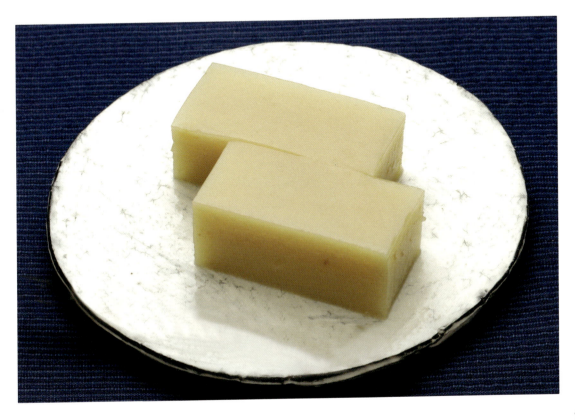

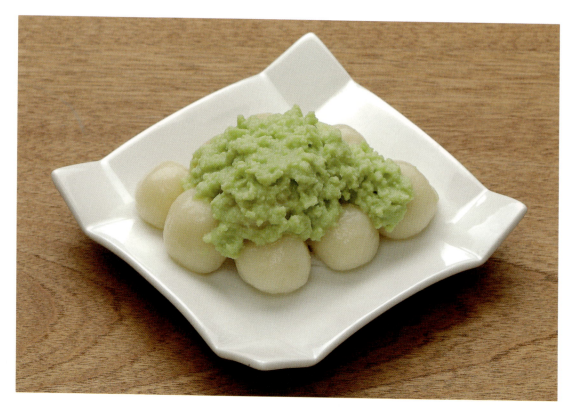

ずんだもち

④ 調理時間 約20分

白玉粉と豆腐を混ぜて、飲み込みやすい白玉を作ります。
枝豆は冷凍品を使うと簡単です。

材料（作りやすい分量）

A
- 白玉粉……………100g
- 絹豆腐……………100g
- 粉寒天………………2g

[ずんだあん]
- 枝豆………………100g
- 砂糖…………………25g

下準備

- ボールに冷水をはる。
- バットにキッチンペーパーを敷く。
- 枝豆をやわらかくゆでてさやから外し、うす皮をむく。

作り方

1. ボールにAを入れて手でよくこね、ひとまとまりにする。
2. 耳たぶくらいのやわらかさになったら、一口大に丸め、火が通りやすいように平たくつぶし、中央を少しへこませる。（写真）。
3. 沸騰した湯に2を入れ、表面に浮かんでからさらに2分ほどゆでる。アミですくって冷水をはったボールに移し、冷めたらバットに取り出し水気を切る。
4. 下準備した枝豆と砂糖をフードプロセッサーにかけ、裏ごししてずんだあんを作る。
5. 白玉を器に盛り、ずんだあんをのせる。

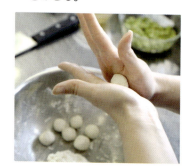

デザート・飲みもの

おはぎ

あんこスイーツの定番, おはぎ。
いちごジャムとクリームチーズを使った, おしゃれなおはぎも紹介します。

材料 (6個分)

- こしひかりのやわらかごはん (96ページ)……120g
- もち粉……3g
- 塩 (顆粒昆布だし)……少々
- 水……50cc
- 粉寒天……0.5g
- ごまあん (78ページ)……適量
- 枝豆あん (78ページ)……適量

[ベリーあん]
- こしあん……45g
- クリームチーズ……10g
- いちごジャム……10g

作り方

1. ボールにごはん, もち粉, 塩を入れ, 泡立て器で混ぜる。
2. 鍋に水と粉寒天を入れて沸騰させる。
3. 2を1に2回に分けて加え, 泡立て器でよく混ぜる。バットに流し入れて表面を平らにし, 冷蔵庫で10分冷やす。6等分にし, ラップで茶巾絞りにして丸める。
4. 別のラップの上に, ごまあん, または枝豆あんを敷き, 3のもち玉をのせて包む。
5. いちごジャム10gを3のもち玉3個とよく混ぜ, ラップで茶巾絞りにしていちごもち玉を作る。
6. ボールにこしあんとクリームチーズを入れ, ゴムべらでよく混ぜる。
7. 別のラップの上にいちごもち玉を広げ, 6をのせて包む。

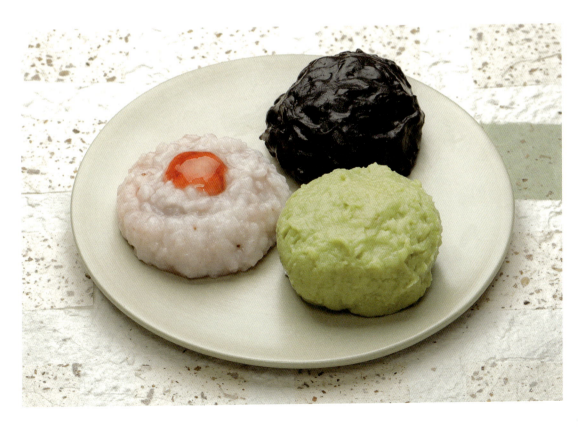

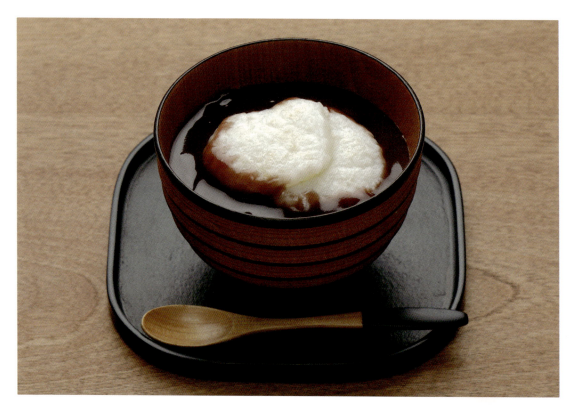

黒みつしるこ

4 | 調理時間 約15分

葛粉でとろみをつける，ほっこりおやつ。
黒みつを加えてコクを出します。

材料（2人分）

- 葛粉……………………… 5g
- 水 ……………………… 150cc
- こしあん(市販品)………… 150g
- 黒みつ ………………… 10g
- 塩 ……………………… 少々
- かんたん団子(77ページ)
  ………………… 好みの個数

作り方

1. ボールに葛粉と水50ccを入れ，溶かしながらよく混ぜる。
2. 鍋にこしあんと黒みつ，残りの水を入れてゴムべらで混ぜ，1を茶こしに通して加える。
3. 弱火にかけ，ゴムべらで混ぜる。沸騰したら火を止め，塩で味を調える。器に盛り，かんたん団子をのせる。

ポイント

- 葛粉を溶かすときは，指でつぶしながら混ぜると，よく溶けます。

デザート・飲みもの

かんたん団子

4 　調理時間 約10分

冷凍保存できる、シンプルなお団子。
78ページのバリエーションソースなど、お好みの味付けで楽しめます。

材料（10個分）

ふっくら白がゆ（96ページ）
　　　　　　　　　　200g
上新粉　　　　　　　15g
卵白　　　　　　　　10g
サラダ油　　　　　　少々
好みのバリエーションソース
　（78ページ）　　　　適量

作り方

1. ボールに白がゆと上新粉を入れて、泡立て器で混ぜる。卵白を加え、さらに混ぜる。生地を10等分しておく。
2. フライパンにうすくサラダ油をひき、火にかける。スプーンを水でぬらし、1の生地をすくってフライパンに落とす。小判型に伸ばして、弱火で2分ほど両面を焼く（写真）。表面をさわって指に生地がついてこなくなればOK。
3. 皿に盛り付け、ソースをかける。

ポイント

- 団子はラップで包んでジッパー付き保存袋に入れて、冷凍庫で保存できます。解凍するときは、レンジで20秒くらい加熱してください。
- 生地を焼くときに、焼き色をつけすぎると固くなってしまうので、注意してください。
- 上新粉の代わりに、もち粉15gと片栗粉3gでも作れます。

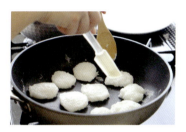

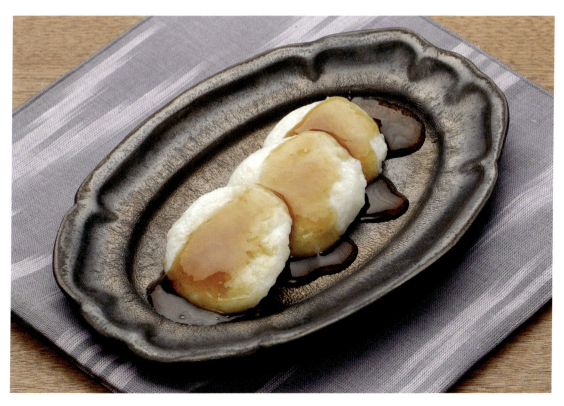

バリエーションソース

いろいろ使える4つのソース。
かんたん団子と合わせてまとめて作っておけば、おやつが手軽に楽しめます。

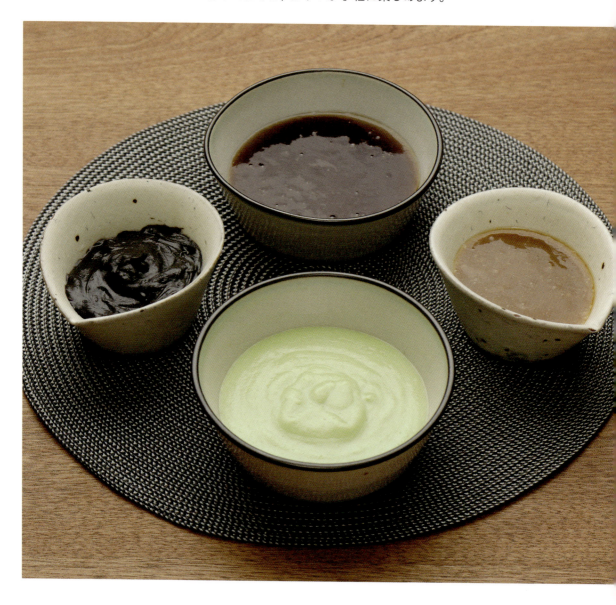

デザート・飲みもの

みたらしソース

調理時間 約3分

材料（作りやすい分量）

- 水 ·· 125cc
- 和風だし（顆粒）····························· 1g
- 砂糖 ·· 40g
- しょうゆ ······································· 15g
- トロミファイバー（94ページ）······ 3g

作り方

1. 鍋にすべての材料を入れて混ぜ、中火にかける。1分ほど沸騰させたらできあがり。

ごまあんソース

調理時間 約3分

材料（作りやすい分量）

- こしあん（市販品）··························· 40g
- ねりごまペースト（黒ごま、市販品）··· 10g
- 水 ·· 30cc
- トロミファイバー ····························· 1g

作り方

1. 鍋にこしあん、ねりごまペーストを入れてゴムべらで混ぜ、分量の水を少しずつ加えてのばす。
2. 1にトロミファイバーを加えて混ぜ、中火にかける。沸騰したらできあがり。

枝豆ソース

調理時間 約3分

材料（作りやすい分量）

- 枝豆 ·· 100g
- 練乳 ·· 15g
- 湯 ·· 60cc
- トロミファイバー ····························· 1g

作り方

1. 枝豆はやわらかくゆでて、さやから外し、うす皮もむく。
2. フードプロセッサーに枝豆、練乳、分量の湯を入れ、なめらかなペースト状にする。
3. 2にトロミファイバーを加え、さらに10秒くらいフードプロセッサーにかける。なじむまで、そのまま3分ほどおいてできあがり。

甘みそソース

調理時間 約3分

材料（作りやすい分量）

- みそ ·· 10g
- 砂糖 ·· 12g
- しょうが汁 ···································· 2g
- 和風だし（顆粒）····························· 1g
- 湯 ·· 70cc
- トロミファイバー ···························· 1.5g

作り方

1. ボールにみそ、砂糖、しょうが汁、和風だしを入れて、ゴムべらで混ぜる。分量の湯を少しずつ加えながらのばす。
2. 1にトロミファイバーを入れて泡立て器でよく混ぜ、なじむまで3分ほどおいてできあがり。

ポイント
- みその粒が残る場合は、トロミファイバーを入れる前に一度こしておくと、なめらかに仕上がります。
- みそによって甘さが異なるので、砂糖の量は好みで調節してください。

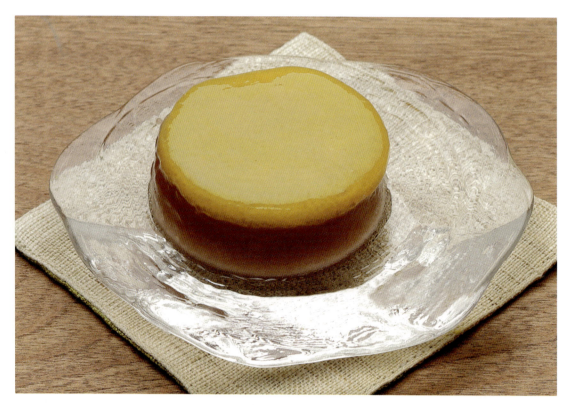

みかん水ようかん

 調理時間 約5分

暑い時期にぴったりの、さっぱり水ようかん。
みかんの酸味とあんの甘さがよく合います。

材料（15×10×5cmの容器1個分）

- つくってようかん（94ページ） ……… 50g
- 湯 ……… 150cc
- みかんジュース（オレンジジュース） ……… 100cc
- レモン汁 ……… 少々
- ミキサーゲル（94ページ） …… 1g

作り方

1. つくってようかんと分量の湯をボールに入れ、泡立て器で混ぜる。氷水に浸けて粗熱を取り、容器に流し入れ、冷蔵庫で10分ほど冷やし固める。
2. ボールにみかんジュース、レモン汁、ミキサーゲルを入れて、泡立て器でよく混ぜる。
3. １の上に２を流し（写真）、ふたたび冷蔵庫に入れて10分ほど冷やし固める。型から取り出し、厚さ2cmくらいの5等分に切り分け、皿に盛る。

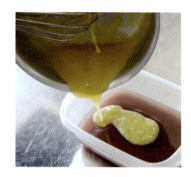

ポイント

- ようかんが半分固まっている状態で、上にみかんジュースの生地を流し入れます。
- グラスなどの容器を使っても、きれいな見た目に仕上がります。

デザート・飲みもの

はちみつしょうがゼリー

調理時間 約5分

まろやかな甘さのはちみつときび砂糖のゼリー。
しょうがのピリッとした風味がアクセントです。

材料(2人分)

- はちみつ……………………… 15g
- きび砂糖(グラニュー糖)…… 15g
- しょうが汁…………………… 10g
- 水……………………………… 200cc
- レモン汁……………………… 5g
- ミキサーゲル(94ページ)…… 2g

作り方

1. 鍋にはちみつ，きび砂糖，しょうが汁，水，レモン汁を入れて中火にかける。鍋のふちがフツフツするくらいまで温める。はちみつがなじみ，きび砂糖が溶けたら火からおろす。
2. 1にミキサーゲルを加え，泡立て器でよく混ぜる。
3. 2を好みの器に流し入れ，冷蔵庫で20分ほど冷やし固める。

ポイント

- しょうが汁の量は好みに合わせて調整してください。多めに入れるとさっぱり，少なめならはちみつの甘さが引き立ちます。

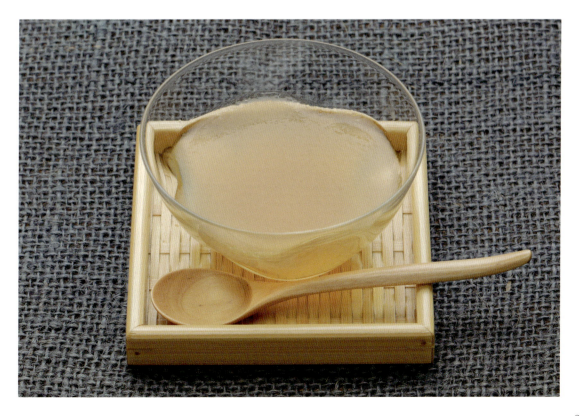

2色のムース

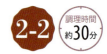

2種類のムースを，1つの袋に詰めて絞り出します。
味の組み合わせを楽しんで。

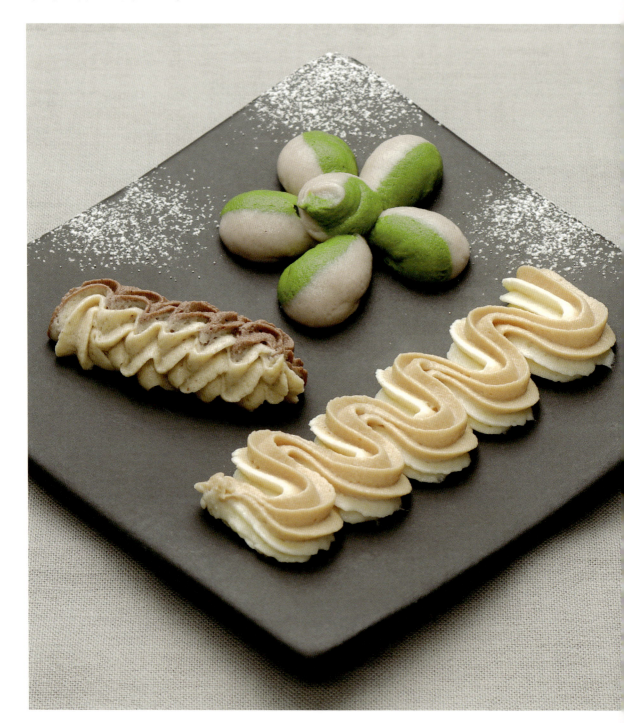

デザート・飲みもの

材料（作りやすい分量）

紅茶とりんごのムース

[紅茶ムース]
冷たい牛乳で作るムースの素
　（95ページ、バニラ味）……50g
牛乳……………………………50cc
紅茶の抽出液（濃いめ）……150cc

[りんごムース]
冷たい牛乳で作るムースの素
　（バニラ味）…………………50g
牛乳…………………………100cc
りんご缶ペースト………大さじ2

抹茶と小豆のムース

[抹茶ムース]
冷たい牛乳で作るムースの素
　（95ページ、抹茶味）………50g
牛乳…………………………150cc
抹茶粉末…………………大さじ1
湯…………………………大さじ2

[小豆ムース]
冷たい牛乳で作るムースの素
　（バニラ味）…………………50g
牛乳…………………………150cc
こしあん（市販品）……………50g

チョコとラムレーズンのムース

[チョコムース]
冷たい牛乳で作るムースの素
　（95ページ、ショコラ味）…50g
牛乳…………………………150cc
ココアパウダー………………適量
湯…………………………大さじ1

[ラムレーズンムース]
冷たい牛乳で作るムースの素
　（バニラ味）…………………50g
牛乳…………………………100cc
ラムレーズン（市販品）………70g
ラム酒…………………………適量

下準備

- ボールにそれぞれムースの素と冷たい牛乳を入れ、粘りが出るまで泡立て器で混ぜる。
- 抹茶粉末とココアパウダーは茶こしなどでふるい、それぞれ分量の湯で溶いておく。
- （紅茶とりんごのムース）紅茶は濃いめに煮出して冷ましておく。りんご缶は実のみフードプロセッサーでペースト状にする。分量が足りない場合は、シロップを足す。
- （抹茶と小豆のムース）こしあんをレンジで1分ほど加熱し、やわらかくする。
- （チョコとラムレーズンのムース）鍋にラムレーズンと浸るくらいの熱湯（分量外）を入れ、1時間ほどおく。レーズンがふっくらしたら、弱火にかけ、水分がなくなるまで10分くらい煮る。火を止め、フードプロセッサーにかける。裏ごしして、ラム酒と混ぜる。

作り方

1. ムースとそれぞれの味の材料を混ぜ、なめらかになったらポリ袋に詰める。
2. ポリ袋の片方の角を切り、1つの絞り袋に2種類のムースをポリ袋ごと入れる（写真❶）。
3. 容器に絞り出し（写真❷）、冷蔵庫で1時間冷やし固める。

ポイント

- 組み合わせや使う食材を変えたり、器の代わりにプチドリップ液に浸したケーキ台に絞り出すなど、いろいろな使い方ができます。
- 残ったムースは、口をしっかり閉じ、ジッパー付きの保存袋で冷凍保存できます。使うときは、前日に冷蔵室に移し、やわらかくします。
- ポリ袋は、高密度のものを使ってください。

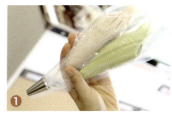

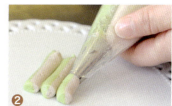

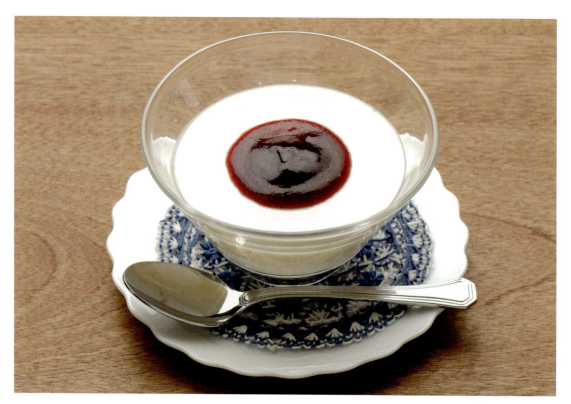

杏仁ムース

牛乳のムースと杏仁豆腐を合わせた、ふんわり食感のデザート。
フルーツソースでアクセントをつけて。

材料（作りやすい分量）

[基本のムース]

冷たい牛乳で作るムースの素（95ページ、バニラ味）	100g
牛乳	300cc
やわらか杏仁（95ページ）	75g
湯	300cc
好みのフルーツソース（市販品）	適量

下準備

- やわらか杏仁を分量の湯で溶かし、粗熱を取っておく。

作り方

1. ボールにムースの素と冷たい牛乳を入れ、粘りが出るまで泡立て器で混ぜる。
2. 下準備したやわらか杏仁を1に混ぜ合わせ、容器に流し入れる。冷蔵庫で1時間、冷やし固める（固まるまでに途中で1、2度混ぜる）。
3. 好みのフルーツソースをかける。

ポイント

- 溶かしたやわらか杏仁は固まりやすいので、ムースを合わせる前にもう一度よく混ぜてください。
- ムースとやわらか杏仁を合わせた生地は分離しやすいので、安定するまで何度か混ぜます。
- 冷凍保存には向きません。

デザート・飲みもの

バナナ豆腐

2-1　調理時間 約10分

バナナを使った, やさしい甘さのフルーツ豆腐。
濃厚な黒みつチョコソースを添えて召し上がれ。

材料（15×10×5cmの容器1個分）

バナナ	1本（125g）
はちみつ	10g
砂糖	30g
レモン汁	10g
水	50cc
豆乳	150cc
ミキサーゲル（94ページ）	3g
[ソース]	
黒みつ（市販品）	10g
チョコレート（市販品）	50g
牛乳	80cc

作り方

1. バナナ, はちみつ, 砂糖, レモン汁, 水をフードプロセッサーにかけて, なめらかにする。
2. **1**をこしながら鍋に移し, 豆乳を加える。火にかけ, 鍋のふちがフツフツするくらい（約60℃）まで温める。
3. **2**にミキサーゲルを加えてフードプロセッサーに30秒くらいかける。容器に流し入れ, 冷蔵庫で10分冷やし固める。
4. ソースの材料を耐熱容器に入れてレンジで溶かし, よく混ぜる。
5. **3**を6等分の角切りにして皿に盛り, **4**のソースをかける。

ポイント

- バナナの甘みが強い場合は, 砂糖の量を調節して味を調えてください。

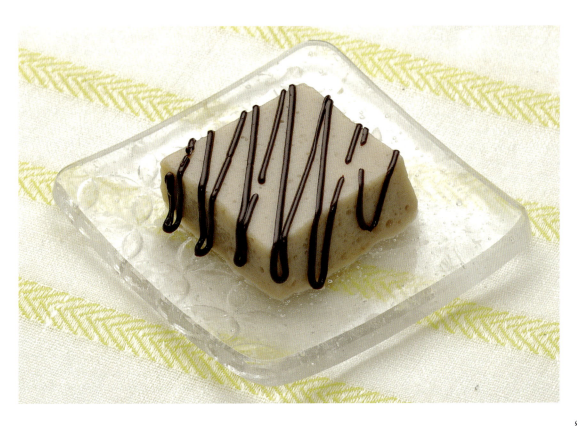

ソフトドリンク

  調理時間 約10分

ゼリーやマシュマロの飾りを添えた，かわいいドリンクメニュー。
ほんのひと手間で，見た目も楽しく。

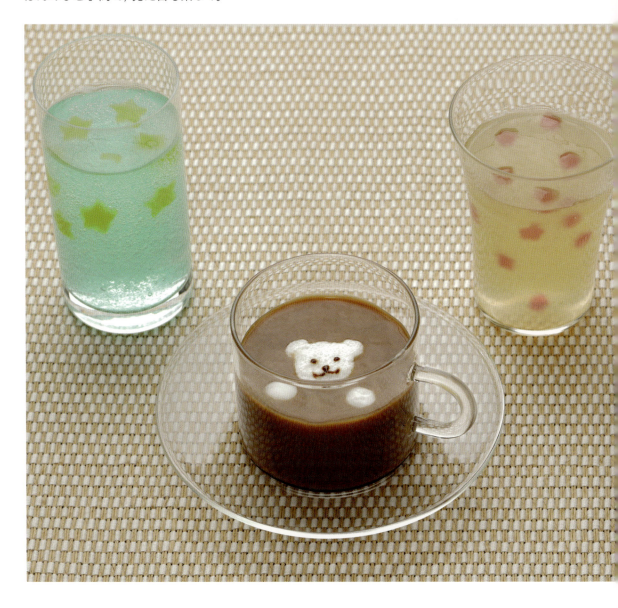

デザート・飲みもの

材料（1人分）

梅ジュース

梅ジュース ……………… 200cc
とろみ剤 ………………… 適量
[飾りのゼリー]
ラズベリージュース …… 50cc
ゼラチン ………………… 1g

レモンサイダー

サイダー ………………… 200cc
レモン汁 ………………… 適量
とろみ剤 ………………… 適量
[飾りのゼリー]
オレンジジュース ……… 50cc
ゼラチン ………………… 1g

ラテ

ラテの素（市販品）……… 1袋
牛乳 ……………………… 100cc
とろみ剤 ………………… 適量
[飾りのゼリー]
マシュマロ ……………… 30g
牛乳 ……………………… 大さじ2

下準備

- 飾りのゼリーを作っておく。（ジュース）鍋で煮立ててゼラチンを振り入れて混ぜ，冷蔵庫で冷やし固め，好みの型で抜く。（マシュマロ）牛乳とともに鍋に入れて中火にかけ，溶けたら泡立て器でしっかり混ぜ，冷蔵庫で冷やし固める。好みの型で抜く。

作り方

1. それぞれの材料に，とろみ剤を加え，よく混ぜ，とろみ（8ページ，中間のとろみ，または濃いとろみ）をつける。
2. カップやグラスに注ぎ，飾りのゼリーをのせる。

ポイント

- 食事レベルは，飾りのゼリーなしの場合は0t，ゼリーを入れると3となります。食べる方の状態に合わせて作ってください。

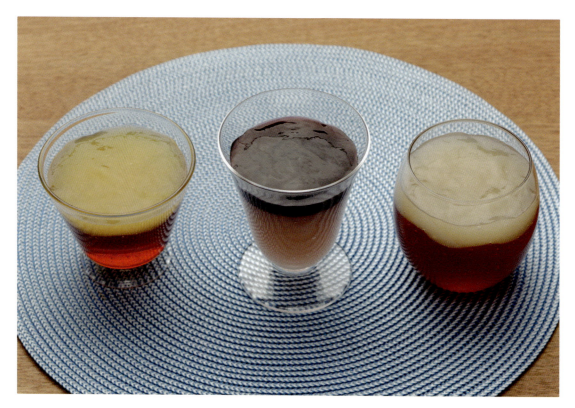

ツートーンドリンク

2つのドリンクを重ねて注ぐ，見た目も楽しいおしゃれな飲みもの。好みの組み合わせを探して。

材料（1人分）

好みの飲みもの（市販品，2種類）
　……………………… それぞれ適量
とろみ剤………………………適量

作り方

1. 飲みものを2種類用意し，それぞれにとろみ剤を溶かし，とろみ（8ページ，中間のとろみ，または濃いとろみ）をつける。
2. 下の層にする飲みものを，グラスに注ぐ。
3. 上の層にする飲みものを，2の上にスプーンで少しずつ重ねるように注ぐ（写真）。

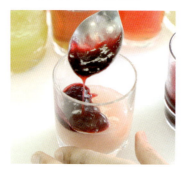

ポイント

- 2種類の飲みものは，色味に差のある組み合わせにすると，見た目がきれいに仕上がります。
- おすすめの組み合わせは，オレンジジュースと紅茶，ハーブティーなどです。混ざったときの味も考えながら選んでください。
- 食べる方の嚥下機能の状態に合わせて，とろみをつけてください。

お酒

とろみをつければ，お酒も楽しめます。
缶酎ハイや梅酒など，好みのお酒でぜひ。

材料（1人分）

好みの酒……………… 100cc
とろみ剤……………… 適量

作り方

1. 酒にとろみ剤を加え，溶かしながら混ぜ，とろみ（8ページ，中間のとろみ，または濃いとろみ）をつける。
2. グラスやカップに流し入れる。

ポイント

- アルコール度数が高い場合は，飲みやすいように水やジュースであらかじめ割っておきます。
- 食べる方の嚥下機能の状態に合わせて，とろみをつけてください。

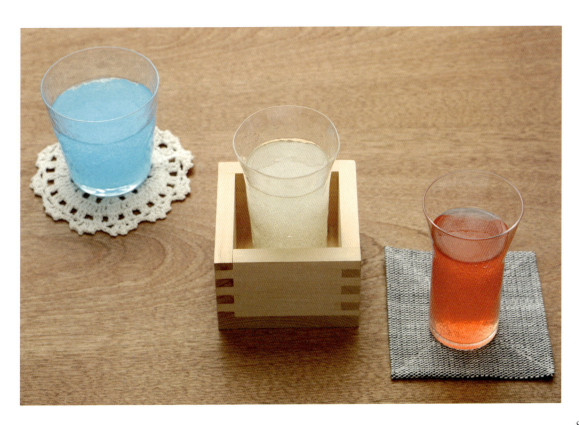

嚥下食を食べるときには

とろみはダマにならないように

　食べものや飲みものが飲み込みづらくなった人にとって，液体は一番むせやすいものです。よく「水も飲めない」といいますが，そうではなく，「水が一番飲みにくい」のです。

　ですから嚥下食では，液体のものには，とろみをつけたり，ゼリー状に固めたりします。とろみをつけると，液体にまとまりができて，流れるスピードが緩やかになります。それによって，液体の流れと飲み込むタイミングが，ずれにくくなるのです。

　とろみをつけるには「とろみ剤」（増粘剤）が使われることが多く，たくさんの商品が市販されています。しかし，種類が多いうえに，商品によって使う量が少しずつちがいます。とろみの程度を統一させるため，日本摂食・嚥下リハビリテーション学会で基準が設けられています（**8ページ，「学会分類2013（とろみ）早見表」とその下の写真を参照**）。

　とろみ剤は液体と混ぜるだけでよいのですが，注意してほしいこともあります。濃く作りすぎたとき，うすめようと水や湯をそのまま追加したり，うすくなりすぎたからと，とろみ剤を直接加えてはいけません。これではダマができてしまって，とろみが均一になりません。せっかくとろみをつけても均一にならなければ，余計に飲み込みづらくなったり，舌触りが悪くなっておいしく感じることができません。

　うまくとろみがつけられなかったときは，つぎのように調整します。このようにすると，ダマにならず均一なとろみになります。

とろみが濃くなりすぎたとき‥‥うすいとろみをつけた液体を混ぜてうすめる
とろみがうすくなりすぎたとき‥‥濃いとろみをつけた液体を少しずつ混ぜて濃くする

　そして意外に大切なことは，嚥下食を食べる人の目の前でとろみ剤を入れないことです。薬を混ぜられているようでいやな気持ちになる人もいるからです。

　嚥下の訓練をすることを嚥下リハビリテーションといいますが，これをしてくれる病院が多くなってきました。言語聴覚士や摂食・嚥下障害看護認定看護師などの資格をもった人が，医師や管理栄養士と一緒に相談しながら，嚥下の訓練をしてくれます。かかりつけの病院や診療所などで相談してみるとよいでしょう。

ゼリー状食品は，ばらばらにしないで

　ゼリー状に固めた嚥下食には，正しい食べ方があります。ゼリーをぐちゃぐちゃに混ぜる人がいますが，大きな間違いです。ゼリーがばらばらになってしまい，食品の飲み込みやすさ，つまり「嚥下レベル」が悪くなってしまうのです。

　スプーンにのるくらいの，うすい板状にスライスするのが正解です。こうすることで，食品が口の中でばらばらにならず，そのまま飲み込むことができます。

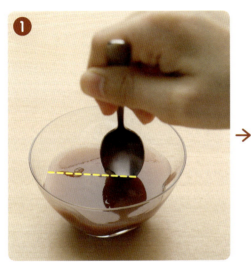

❶ スプーンを立てて，真ん中に線を入れる。

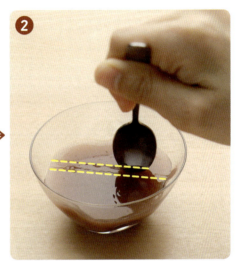

❷ ❶の線と平行に，もう一本，線を入れる。

悪い食べ方の例
飲み込みづらくなるので，ぐちゃぐちゃに混ぜない。

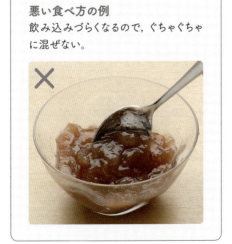

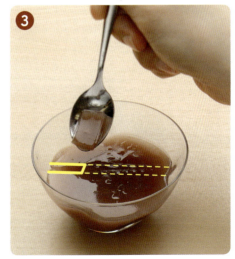

❸ うすい板状にして，スプーンにのせる。

食品を冷凍保存するときのポイント

　家庭用の冷蔵庫では，肉や魚，野菜などの食品を冷凍・解凍すると品質が落ちるため，味や食感も変わってしまいます。また，家庭用冷蔵庫は，冷凍室の温度が十分に低くならず，食品が凍るまでに時間がかかります。その間に，食品中の水分が大きな氷の結晶となって，食品の細胞を壊してしまうので，解凍したときにもとの品質には戻らなくなるのです。食品の細胞を壊さずに冷凍するには，もっと低い温度で急速に凍らせなければなりません。工夫しだいでは，家庭用の冷蔵庫でも，おいしさを保ったまま冷凍できます。

家庭でもできる，おいしさを保つ冷凍保存のコツ

すばやく，一気に冷凍

　食品中の水分は，−1℃から−5℃の温度で凍ります。短時間で−5℃以下にすると，氷の結晶が大きくならず，食品の細胞が傷つかないため，おいしさや栄養を逃しません。すばやく冷凍するには，アルミホイルが便利です。アルミホイルはラップよりも冷気が速く伝わるので，急速冷凍に向いています。食品をラップに包んだあと，さらにアルミホイルで包み，アルミトレーの上に置くと，速く冷凍できます。保冷剤を食品の上に置くのも効果的です。

衛生面に気を付ける

　冷凍保存しても，食品に付いた細菌類は生きています。安全に保存するためには，衛生面にも十分注意することが大切です。食材は新鮮なものを選んで購入し，すぐに下処理をします。手や道具はよく洗います。切る，ゆでる，漬けるなどの下処理に使う調理器具や保存容器は，かならず清潔なものを使ってください。

小さく分けて，密封保存

　冷凍時間の短縮と無駄をなくすために，食材はうすく，小さく，1食分を小分けして保存します。解凍したり調理するときにも便利です。乾燥や冷凍焼け，におい移り，霜降りを防ぐため，ラップでしっかり包んだ後，密閉容器に入れて保存します。中の空気はできるだけ抜き，二重のジッパーが付いた，しっかり密封できる冷凍用の保存袋に入れましょう。

家庭での冷凍保存に向く食品

- 加熱調理したもの
- 塩や調味液に浸けたもの，糖分の多いもの
- 食品中の水分が少ないもの
- スープやソース，裏ごしした野菜など，すでに食品の細胞が壊れているもの
- パン，ごはん，もちなど

家庭での冷凍保存に向かない食品

- 水分が多い野菜，こんにゃく，牛乳など

温かい料理は粗熱をとってから

温かい料理をそのまま入れると，冷凍室の温度が上がり，ほかの食品が傷みます。また，凍るまでに時間がかかるため，品質や味が落ちます。温かいものは粗熱をとり，ほかの冷凍してある食品に重ねないように置いて，一気に冷凍して保存します。

詰め込みすぎに注意

液体は凍るときに膨張します。保存容器に入れるときは，容器の8割くらいを目安に，隙間を残して保存しましょう。また，冷気がうまく循環するよう，冷凍室の中の詰め込みすぎにも気を付けてください。7〜8割くらいまでがベストです。

保存は3週間まで

冷凍してもおいしく食べられるよう，保存期間は短めにしましょう。保存期間の目安は，1〜3週間です。食品を包んだラップや容器に，食品名と凍らせた日付を書いておくと便利です。先に冷凍したものから使うようにします。

解凍は冷蔵庫か電子レンジで，再冷凍はしない

室温などでゆっくりと解凍すると，味や栄養が損なわれ，食中毒の原因にもなります。冷蔵室や電子レンジで，短時間で解凍するようにしましょう。一度解凍したものは，食品の細胞が痛んでいます。品質や味，衛生状態も落ちるので，再冷凍するのは避けましょう。解凍後，離水がある場合はキッチンペーパーで取り除きます。

本書での使用商品

嚥下食を作るために，この本で使用した商品を紹介します。
最近では，いろいろな材料が市販されていますが，
中でも私たちが使いやすくてよいと思っている食材やとろみ調整食品です。

トロミファイバー

● 株式会社宮源

食べものや飲みものの味や香りを変えずにとろみをつける，とろみ調整食品。水溶性食物繊維の難消化性デキストリンが配合されているので，整腸効果やミネラルの吸収促進が期待されます。

入手方法： 通信販売

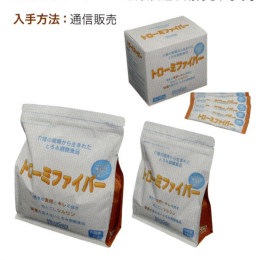

ミキサーゲル

● 株式会社宮源

液状食品やペースト状食品などをまとめる，ゲル化食品。ペーストや液体に加えて混ぜたり，食材と一緒にミキサーやフードプロセッサーにかけるだけで，簡単にムースゼリー状の嚥下食ができあがります。

入手方法： 通信販売

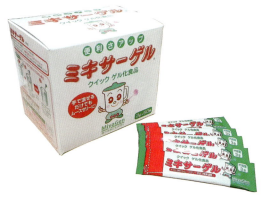

やさしく・おいしく つくってみようかん

● バランス株式会社

北海道小豆を使った，粉末状のようかんの素。お湯に溶かして冷やし固めるだけで，やわらかでおいしいようかんが，簡単に作れます。

入手方法： 通信販売

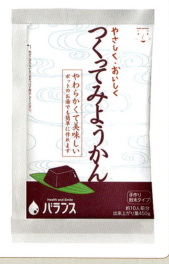

本書での使用商品

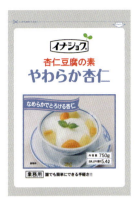

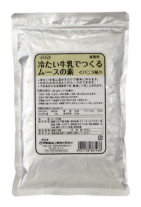

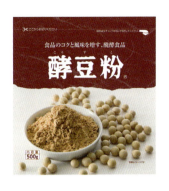

杏仁豆腐の素 やわらか杏仁
●伊那食品工業株式会社

熱湯と牛乳で簡単に作れる，杏仁豆腐の素。なめらかでとろけるような食感です。

入手方法：通信販売

冷たい牛乳でつくるムースの素
●伊那食品工業株式会社

冷たい牛乳に溶かすだけ，簡単に作れるムースの素。できあがりを冷凍保存できるので，便利に使えます。バニラ味，ショコラ味，イチゴ味，抹茶味がラインナップされています。

入手方法：通信販売

酵豆粉(こうずこ)
●伊那食品工業株式会社

みそと同じ方法で作られた，塩の入っていないみそパウダー。吸収しやすいタンパク質や糖質など栄養もあり，食材に混ぜると旨みが出ます。

入手方法：通信販売

プチドリップ
●伊那食品工業株式会社

混ぜるだけで食材からの離水を防ぐ，寒天粉末。料理の味を変えず，ツヤが出るので見た目もよくなります。一般食やお弁当作りにも便利です。

入手方法：通信販売

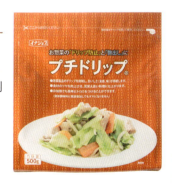

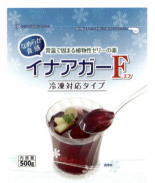

イナアガーF
●伊那食品工業株式会社

冷凍保存に対応した，新しいタイプのゼリーの素。ゼリーやプリンは冷凍してから解凍すると水分が多く出ます（離水）が，本品は冷凍しても離水が少なく，ゼリーやプリンの冷凍保存が可能です。

入手方法：通信販売

本書での使用商品

ソフティアU おかゆ用

● ニュートリー株式会社

おかゆに混ぜるだけで，なめらかに固まるとろみ剤（テクスチャー改良材）。食材の味や香りが変わらないので，おいしい嚥下食が作れます。

入手方法： 通信販売

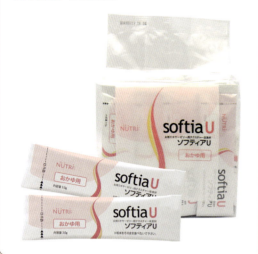

やさしい献立 とろみファイン

● キユーピー株式会社

さっと溶けて，ダマになりにくいとろみ調整食品。食べものや飲みものの味や香りはそのまま，簡単にとろみがつけられます。

入手方法： スーパーやドラッグストアなどで販売，通信販売

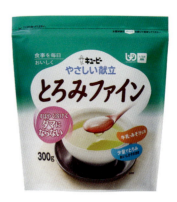

バランス献立 こしひかりのやわらかごはんトレー入り

● アサヒグループ食品株式会社

独自のやわらか製法で食べやすく炊き上げた，おいしいこしひかりのやわらかごはんです。電子レンジで手軽に調理できます。ユニバーサルデザインフード区分2（歯ぐきでつぶせる）に対応。

入手方法： 通信販売

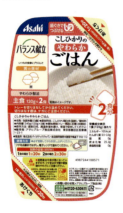

ふっくら白がゆ

● 株式会社フードケア

二度炊き製法で作った，コシヒカリ100％のおかゆです。適度なとろみがあり，やわらかくべたつかず，なめらかで食べやすいのが特徴です。ユニバーサルデザインフード区分3（舌でつぶせる）に対応。

入手方法： 通信販売

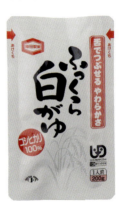

レベル別のレシピ一覧と栄養価 (単位は1人分)

レベル 0t

均質で，付着性・凝集性・かたさに配慮したとろみ水（原則的には，中間のとろみあるいは濃いとろみのどちらかが適している）。

- ソフトドリンク(梅ジュース) ……………… 86
  エネルギー 99kcal　タンパク質 1.4g　脂質 0.1g
  炭水化物 14.9g　糖質 14.0g　食物繊維 1.0　食塩 0g
- ソフトドリンク(レモンサイダー) ……………… 86
  エネルギー 106kcal　タンパク質 1.2g　脂質 0.1g
  炭水化物 25.5g　糖質 25.5g　食物繊維 0.1g　食塩 0g
- ソフトドリンク(ラテ) ……………… 86
  エネルギー 198kcal　タンパク質 5.1g　脂質 5.3g
  炭水化物 32.3g　糖質 31.7g　食物繊維 0.5g　食塩 0.1g
- ツートーンドリンク(180cc) ……………… 88
  エネルギー 236kcal　タンパク質 0.1g　脂質 0.1g
  炭水化物 4.4g　糖質 4.3g　食物繊維 0g　食塩 0g
- お酒(ワイン) ……………… 89
  エネルギー 95kcal　タンパク質 0g　脂質 0g
  炭水化物 9g　糖質 8g　食物繊維 0g　食塩 0g

レベル 1j

均質で，付着性・凝集性・かたさ・離水に配慮したゼリー・プリン・ムース状のもの。

- みかん水ようかん(1人分約80g) ……………… 80
  エネルギー 64kcal　タンパク質 0.6g　脂質 0.1g
  炭水化物 15.5g　糖質 15.4g　食物繊維 0.1g　食塩 0g
- はちみつしょうがゼリー ……………… 81
  エネルギー 61.5kcal　タンパク質 0g　脂質 0g
  炭水化物 10.9g　糖質 10.7g　食物繊維 0.2g　食塩 0g
- 杏仁ムース(1人分約80g) ……………… 84
  エネルギー 109.2kcal　タンパク質 2.4g　脂質 3.5g
  炭水化物 17g　糖質 16.8g　食物繊維 0g　食塩 0g

レベル 2-1

ピューレ・ペースト・ミキサー食など，均質でなめらかで，べたつかず，まとまりやすいもの。スプーンですくって食べることが可能なもの。

- 野菜サラダ ……………… 54
  エネルギー 100kcal　タンパク質 0.7g　脂質 4.3g
  炭水化物 15.7g　糖質 13.7g　食物繊維 2g　食塩 0.7g
- かぼちゃのスープ ……………… 68
  エネルギー 207kcal　タンパク質 3.6g　脂質 11.6g
  炭水化物 17.8g　糖質 20.1g　食物繊維 2.5g　食塩 0.4g
- オニオンスープ ……………… 69
  エネルギー 95kcal　タンパク質 0.8g　脂質 5.1g
  炭水化物 12.2g　糖質 10.1g　食物繊維 2.1g　食塩 0.2g
- 豆乳とトマトの冷製スープ ……………… 70
  エネルギー 110kcal　タンパク質 4.3g　脂質 5.1g
  炭水化物 12.1g　糖質 10.8g　食物繊維 1.3g　食塩 0.3g
- いもようかん(1人分約60g) ……………… 73
  エネルギー 57.6kcal　タンパク質 0.3g　脂質 1.3g
  炭水化物 11.1g　糖質 10.4g　食物繊維 0.7g　食塩 0g
- バナナ豆腐(1人分約70g) ……………… 85
  エネルギー 113kcal　タンパク質 2.1g　脂質 3.6g
  炭水化物 19.1g　糖質 18.3g　食物繊維 0.8g　食塩 0g

レベル 2-2

ピューレ・ペースト・ミキサー食などで，べたつかず，まとまりやすいもので不均質なものも含む。スプーンですくって食べることが可能なもの。

- 2色のムース(紅茶とりんご, 1人分約80g) ……………… 82
  エネルギー 126.6kcal　タンパク質 2.9g　脂質 5.1g
  炭水化物 17.3g　糖質 17.2g　食物繊維 0g　食塩 0g
- 2色のムース(抹茶と小豆, 1人分約80g) ……………… 82
  エネルギー 149kcal　タンパク質 4.5g　脂質 5.6g
  炭水化物 20.1g　糖質 18.9g　食物繊維 1.1g　食塩 0g
- 2色のムース(チョコとラムレーズン, 1人分約90g) ……………… 82
  エネルギー 170.2kcal　タンパク質 3.6g　脂質 5.9g
  炭水化物 25.5g　糖質 24.8g　食物繊維 0.7g　食塩 0g

レベル3

形はあるが，押しつぶしが容易，食塊形成や移送が容易，咽頭でばらけず嚥下しやすいように配慮されたもの。多量の離水がない。

- 全粥（100g） ··· 18
  エネルギー 71kcal　タンパク質 1.2g　脂質 0.2g
  炭水化物 15.8g　糖質 15.6g　食物繊維 0.2g　食塩 0g

- お好み焼き ·· 20
  エネルギー 307kcal　タンパク質 15.7g　脂質 13.4g
  炭水化物 35.1g　糖質 32.7g　食物繊維 2.3g　食塩 2.1g

- ロコモコ丼 ·· 21
  エネルギー 472kcal　タンパク質 17.3g　脂質 25.9g
  炭水化物 38.4g　糖質 35.8g　食物繊維 2.7g　食塩 2.3g

- デミカツ丼 ·· 22
  エネルギー 252kcal　タンパク質 10.3g　脂質 8.9g
  炭水化物 31.3g　糖質 30g　食物繊維 1.5g　食塩 1.2g

- ふわとろ卵のオムライス ······································ 23
  エネルギー 279kcal　タンパク質 9.2g　脂質 14g
  炭水化物 27.5g　糖質 26.1g　食物繊維 1.4g　食塩 1.4g

- ピザ ·· 25
  エネルギー 391kcal　タンパク質 22.2g　脂質 17.5g
  炭水化物 34.3g　糖質 32.3g　食物繊維 2.2g　食塩 2.5g

- エッグベネディクト ··· 26
  エネルギー 377kcal　タンパク質 15.8g　脂質 20.3g
  炭水化物 32.5g　糖質 30.5g　食物繊維 2g　食塩 2.3g

- 豚のしょうが焼き ··· 28
  エネルギー 223kcal　タンパク質 8.5　脂質 13.3g
  炭水化物 14.7g　糖質 14g　食物繊維 0.9g　食塩 1.2g

- 酢豚 ·· 29
  エネルギー 223kcal　タンパク質 8.8g　脂質 13.3g
  炭水化物 16.4g　糖質 14.2g　食物繊維 2.2g　食塩 1.5g

- なすの肉みそ焼き ··· 31
  エネルギー 175kcal　タンパク質 9.6g　脂質 8.9g
  炭水化物 12.9g　糖質 10.3g　食物繊維 2.6g　食塩 1.6g

- すき焼き ·· 32
  エネルギー 235kcal　タンパク質 9.4g　脂質 15.5g
  炭水化物 14.6g　糖質 12.5g　食物繊維 2.1g　食塩 3.2g

- 牛肉と厚揚げの旨煮 ··· 33
  エネルギー 316kcal　タンパク質 14.5g　脂質 22.8g
  炭水化物 12.1g　糖質 10.7g　食物繊維 1.6g　食塩 2.5g

- 肉じゃが ·· 34
  エネルギー 274kcal　タンパク質 8.9g　脂質 15g
  炭水化物 25.4g　糖質 22.8g　食物繊維 2.5g　食塩 1.1g

- ステーキ ·· 35
  エネルギー 262kcal　タンパク質 8.2g　脂質 17.4g
  炭水化物 17.5g　糖質 15.4g　食物繊維 2g　食塩 1.9g

- ローストチキン ··· 36
  エネルギー 184kcal　タンパク質 8.8g　脂質 14.7g
  炭水化物 3.3g　糖質 2.5g　食物繊維 0.7g　食塩 0.7g

- タンドリーチキン ··· 37
  エネルギー 161kcal　タンパク質 9.4g　脂質 9.3g
  炭水化物 9.1g　糖質 8g　食物繊維 1g　食塩 1.1g

- チキンチャップ ··· 38
  エネルギー 258kcal　タンパク質 10.7g　脂質 11.8g
  炭水化物 24.6g　糖質 21.3g　食物繊維 3.3g　食塩 2.3g

- 筑前煮 ·· 39
  エネルギー 138kcal　タンパク質 11g　脂質 4.1g
  炭水化物 14.8g　糖質 12.2g　食物繊維 2.8g　食塩 1.1g

- かぼちゃとひき肉の重ね焼き ······························ 40
  エネルギー 389kcal　タンパク質 13.2g　脂質 27.5g
  炭水化物 20.2g　糖質 17.7g　食物繊維 2.6g　食塩 1g

- 肉団子の甘酢あんかけ ··· 41
  エネルギー 256kcal　タンパク質 10.4g　脂質 18.3g
  炭水化物 10.1g　糖質 9.6g　食物繊維 0.6g　食塩 3.3g

- 豆腐ハンバーグ ··· 42
  エネルギー 348kcal　タンパク質 14.2g　脂質 20.5g
  炭水化物 24.9g　糖質 22.9g　食物繊維 2.1g　食塩 4.2g

- まぐろの山かけ ··· 43
  エネルギー 109kcal　タンパク質 14.6g　脂質 0.9g
  炭水化物 9.8g　糖質 9.3g　食物繊維 0.6g　食塩 1.1g

- 白身魚の南蛮漬け ··· 44
  エネルギー 245kcal　タンパク質 7.6g　脂質 10.2g
  炭水化物 29.5g　糖質 27g　食物繊維 2.5g　食塩 2.3g

- いわしの梅干煮 ··· 45
  エネルギー 169kcal　タンパク質 9.1g　脂質 5.8g
  炭水化物 18.2g　糖質 17.5g　食物繊維 0.8g　食塩 4.8g

- さばのみそ煮 ·· 46
  エネルギー 169kcal　タンパク質 8.5g　脂質 7.1g
  炭水化物 16.5g　糖質 15.4g　食物繊維 1.1g　食塩 1.9g

- 鮭のワイン蒸し ··· 47
  エネルギー 133kcal　タンパク質 10.7g　脂質 7.8g
  炭水化物 1.6g　糖質 1.3g　食物繊維 0.3g　食塩 0.1g

- 鮭のグラタン ·· 48
  エネルギー 217kcal　タンパク質 14.1g　脂質 12g
  炭水化物 12.5g　糖質 10.9g　食物繊維 1.7g　食塩 0.7g

- 鮭とかぼちゃのクリーム煮 ································· 49
  エネルギー 267kcal　タンパク質 14.2g　脂質 12.2g
  炭水化物 25.6g　糖質 21.2g　食物繊維 4.4g　食塩 0.6g

- エビチリ ·· 50
  エネルギー 158kcal　タンパク質 13.3g　脂質 3.6g
  炭水化物 16g　糖質 14.7g　食物繊維 1.3g　食塩 1.4g

- エビとキャベツのミルフィーユ仕立て ············· 51
  エネルギー 176kcal　タンパク質 15.4g　脂質 7.4g
  炭水化物 9.1g　糖質 7.8g　食物繊維 1.4g　食塩 1.3g

レベル別のレシピ一覧と栄養価

- ツナサラダ ……………………………… 55
  エネルギー 227kcal　タンパク質 11.5g　脂質 17.4g
  炭水化物 5.7g　糖質 5.2g　食物繊維 0.5g　食塩 1.4g
- ラタトゥイユ …………………………… 57
  エネルギー 95kcal　タンパク質 2g　脂質 5.3g
  炭水化物 11.4g　糖質 8.8g　食物繊維 2.8g　食塩 0g
- ほうれん草のごま和え ………………… 58
  エネルギー 39kcal　タンパク質 1.7g　脂質 1.6g
  炭水化物 5.4g　糖質 3.4g　食物繊維 2.1g　食塩 0.1g
- ほうれん草の卵とじ …………………… 59
  エネルギー 103kcal　タンパク質 5.4g　脂質 3.4g
  炭水化物 13.6g　糖質 10.8g　食物繊維 2.8g　食塩 1.4g
- じゃがいもの付け合わせ(マッシュポテト) ……… 60
  エネルギー 255kcal　タンパク質 1.6g　脂質 16.3g
  炭水化物 25.4g　糖質 23.6g　食物繊維 1.8g　食塩 1.4g
- 里いものごまみそ和え ………………… 63
  エネルギー 80kcal　タンパク質 2.5g　脂質 1.9g
  炭水化物 13.1g　糖質 11.6g　食物繊維 1.5g　食塩 1.6g
- 里いもとイカの煮物 …………………… 64
  エネルギー 94kcal　タンパク質 5.9g　脂質 1.7g
  炭水化物 17.8g　糖質 15.9g　食物繊維 1.9g　食塩 1.9g
- 豚汁 ……………………………………… 65
  エネルギー 160kcal　タンパク質 1.7g　脂質 5.2g
  炭水化物 21.5g　糖質 18.7g　食物繊維 2.8g　食塩 2.5g
- みそ汁(じゃがいも) …………………… 66
  エネルギー 123kcal　タンパク質 4.3g　脂質 3.9g
  炭水化物 18.6g　糖質 17.5g　食物繊維 1.3g　食塩 1.1g
- みそ汁(大根) …………………………… 66
  エネルギー 100kcal　タンパク質 3.9g　脂質 3.9g
  炭水化物 13.2g　糖質 12.2g　食物繊維 1.1g　食塩 1.1g
- みそ汁(ほうれん草) …………………… 66
  エネルギー 103kcal　タンパク質 4.5g　脂質 4.1g
  炭水化物 13.2g　糖質 11.6g　食物繊維 1.7g　食塩 1.1g
- 大学いも ………………………………… 72
  エネルギー 90kcal　タンパク質 0.7g　脂質 0.1g
  炭水化物 21.6g　糖質 20.4g　食物繊維 1.2g　食塩 0g
- おはぎ(あんなし、1人分3個) ………… 75
  エネルギー 107kcal　タンパク質 2g　脂質 0.2g
  炭水化物 23.7g　糖質 23.3g　食物繊維 0.4g　食塩 0.3g
- ソフトドリンク(梅ジュース) ………… 86
  エネルギー 99kcal　タンパク質 1.4g　脂質 0.1g
  炭水化物 14.9g　糖質 14.0g　食物繊維 1.0　食塩 0g
- ソフトドリンク(レモンサイダー) …… 86
  エネルギー 106kcal　タンパク質 1.2g　脂質 0.1g
  炭水化物 25.5g　糖質 25.5g　食物繊維 0.1g　食塩 0g
- ソフトドリンク(ラテ) ………………… 86
  エネルギー 198kcal　タンパク質 5.1g　脂質 5.3g
  炭水化物 32.3g　糖質 31.7g　食物繊維 0.5g　食塩 0.1g

レベル4

かたさ・ばらけやすさ・貼りつきやすさなどのないもの。箸やスプーンで切れるやわらかさ。

- 焼きおにぎりのお茶づけ風 …………… 19
  エネルギー 98kcal　タンパク質 2.4g　脂質 0.4g
  炭水化物 19.8g　糖質 19.5g　食物繊維 0.3g　食塩 1.9g
- ミートソーススパゲッティ …………… 24
  エネルギー 195kcal　タンパク質 7.1g　脂質 2g
  炭水化物 35.5g　糖質 33.4g　食物繊維 2.1g　食塩 2.2g
- 豚カツ …………………………………… 30
  エネルギー 141kcal　タンパク質 8.3g　脂質 8.7g
  炭水化物 6.5g　糖質 6.3g　食物繊維 0.3g　食塩 0.4g
- トマトのカプレーゼ …………………… 56
  エネルギー 73kcal　タンパク質 2.2g　脂質 5g
  炭水化物 5g　糖質 4.3g　食物繊維 0.7g　食塩 1.9g
- じゃがいもの付け合わせ(じゃがバター) ……… 60
  エネルギー 322kcal　タンパク質 1.6g　脂質 24.4g
  炭水化物 23.4g　糖質 21.8g　食物繊維 1.6g　食塩 1.4g
- じゃがいもの付け合わせ(デュセスポテト) …… 60
  エネルギー 249kcal　タンパク質 7.7g　脂質 13.4g
  炭水化物 23.6g　糖質 22g　食物繊維 1.6g　食塩 1.2g
- 卵の付け合わせ ………………………… 62
  エネルギー 97kcal　タンパク質 6.2g　脂質 5.2g
  炭水化物 5.8g　糖質 5.3g　食物繊維 0.5g　食塩 0.2g
- ずんだもち(1人約60g) ………………… 74
  エネルギー 109.7kcal　タンパク質 3.8g　脂質 1.7g
  炭水化物 19.6g　糖質 18.4g　食物繊維 1.2g　食塩 0g
- 黒みつしるこ …………………………… 76
  エネルギー 135kcal　タンパク質 7.4g　脂質 0.5g
  炭水化物 25.1g　糖質 20g　食物繊維 5.1g　食塩 0.2g
- かんたん団子(1人分3個) ……………… 77
  エネルギー 59.8kcal　タンパク質 1.1g　脂質 0.8g
  炭水化物 11.4g　糖質 11.3g　食物繊維 0.1g　食塩 0g

レベルなし

- バリエーションソース(みたらし、大さじ1) ……… 78
  エネルギー 17kcal　タンパク質 0.1g　脂質 0g
  炭水化物 4.3g　糖質 4.2g　食物繊維 0.1g　食塩 0.2g
- バリエーションソース(ごまあん、大さじ1) …… 78
  エネルギー 23kcal　タンパク質 1g　脂質 1g
  炭水化物 2.7g　糖質 2g　食物繊維 0.7g　食塩 0g
- バリエーションソース(枝豆、大さじ1) ………… 78
  エネルギー 21kcal　タンパク質 0.8g　脂質 0.4g
  炭水化物 3.6g　糖質 3.1g　食物繊維 0.4g　食塩 0g
- バリエーションソース(甘みそ、大さじ1) ……… 78
  エネルギー 13kcal　タンパク質 0.2g　脂質 0g
  炭水化物 3.2g　糖質 3g　食物繊維 0.2g　食塩 0.1g

ご近所で買える食材と、ご家庭にある道具で作る嚥下食レシピ

いっしょに食べよ！

好評既刊

病院の栄養士が考えたおいしい嚥下食レシピ

とろみ剤を使わずに作れる、おいしい嚥下食のレシピ集。嚥下障害がある方でも、みんなといっしょに食べられる行事ごとのコースメニューを紹介。ビールやカレー、ケーキ、和菓子も食べられます！

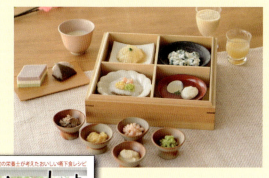

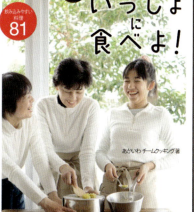

 春　ひな祭り
甘酒, ちらし寿司, 桜餅…

初夏　こどもの日
サイダー, カレー, 柏餅…

 夏　七夕
ビール, そうめん, 茶碗蒸し…

 秋　お月見
栗ごはん, 焼きなす, 抹茶…

冬　クリスマス
シャンパン, クリスマスケーキ…

 新春　お正月
お屠蘇, お雑煮, お節料理…

[著者] あかいわチームクッキング
B5判変型・110ページ・定価（本体2,000円＋税）
ISBN 978-4-89775-305-8 C2077

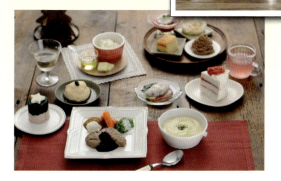

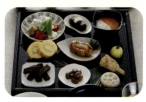

 ライフサイエンス出版
URL http://www.lifescience.co.jp/

〒103-0024 東京都中央区日本橋小舟町8-1
TEL. 03（3664）7900　FAX. 03（3664）7734
e-mail info@lifescience.co.jp

普通食を飲み込みやすくアレンジする嚥下食レシピ

きょうも いっしょに食べよ！

病院の栄養士が考えたおいしい嚥下食レシピ

好評既刊

スーパーで買ってきたお総菜，フリーズドライのスープ，どんぶりご飯用のレトルト食品を嚥下食にアレンジするレシピ集。毎日の家族の食事といっしょに作る嚥下食を紹介しています。アップルパイやかき氷など，スイーツ好きな方向けのレシピも！

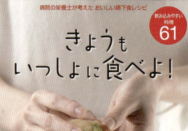

基本のレシピ
五分粥，トースト，うどんなど

主食とおかず
巻き寿司，赤飯，サンドイッチなど

お総菜のアレンジ
エビフライ，コロッケ，唐揚げなど

レトルトのアレンジ
ドリア，おでん，牛丼など

デザート
かき氷，あんぱん，アップルパイなど

飲みもの
紅茶，コーヒー，お酒など

[著者] あかいわチームクッキング
B5判変型・92ページ・定価（本体2,000円＋税）
ISBN 978-4-89775-337-9 C2077

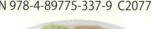ライフサイエンス出版
URL http://www.lifescience.co.jp/

〒103-0024 東京都中央区日本橋小舟町8-1
TEL. 03 (3664) 7900　FAX. 03 (3664) 7734
e-mail info@lifescience.co.jp

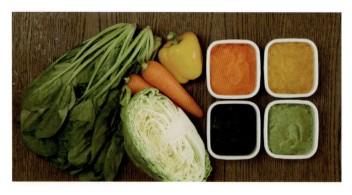

あかいわチームクッキング

赤磐医師会病院を中心として作られた嚥下食開発チーム。毎日の食事を，嚥下障害のある人といっしょに食べるための研究を，情熱をもって楽しみながら，日夜続けている。

メンバーは，柚木直子（副院長／内科医），草谷悦子（管理栄養士），上山ひさよ（管理栄養士），伊達愛（管理栄養士），岡﨑遥（管理栄養士），勝井美紀（管理栄養士），加賀礼華（栄養士），松下暢子（管理栄養士），佐藤幸枝（管理栄養士），山口明子（管理栄養士），武田千和子（栄養士），志水香代（パティシエ），森廣聡子（言語聴覚士）。開発したメニューを年2回の研究会で発表し高評価を得ている。講演会や調理実習も行っている。

装丁・本文デザイン	株式会社アライブ
撮　影	林田 澄人
スタイリング	畠山 有香，渡邉 はるひ
編　集	関口 瑞季

いっしょに食べよ！シリーズ 3

冷凍保存でかんたん嚥下食

病院の栄養士が考えたおいしい嚥下食レシピ

2018年9月25日

あかいわチームクッキング

発行人	須永 光美
発行所	ライフサイエンス出版株式会社
	〒103-0024 東京都中央区日本橋小舟町 8-1
	Tel 03-3664-7900
	http://www.lifescience.co.jp/
印刷所	図書印刷株式会社

Ⓒライフサイエンス出版 2018
ISBN978-4-89775-380-5

JCOPY ＜出版者著作権管理機構 委託出版物＞
本書の無断複製は著作権法上での例外を除き禁じられています。複製される場合は，そのつど事前に，出版者著作権管理機構（電話 03-3513-6969，FAX 03-3513-6979，e-mail：info@jcopy.or.jp）の許諾を得てください。